舌の症例写真

舌の色や状態、裏側、舌苔の色や状態などの、よくみられる症状の例です。
舌をみて、自分の舌は赤いのか白いのかわからない、
形や舌苔の色の判断がつかないときは、これらの写真も参考にしてください。

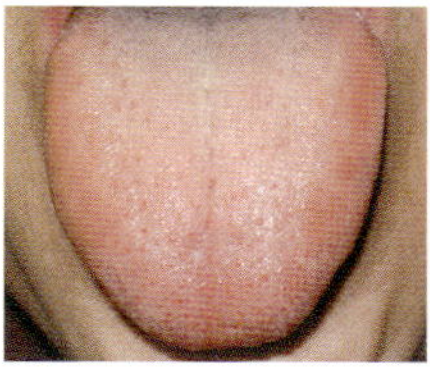

1.
正常な舌
（P12参照）

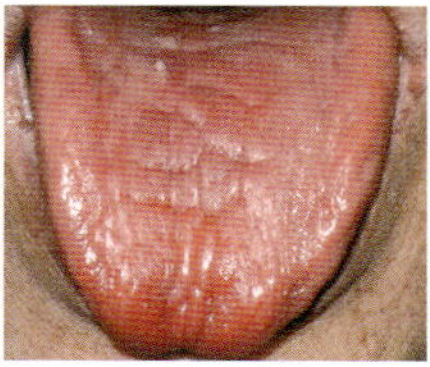

2.
全体に
赤みを帯びている
（P26参照）

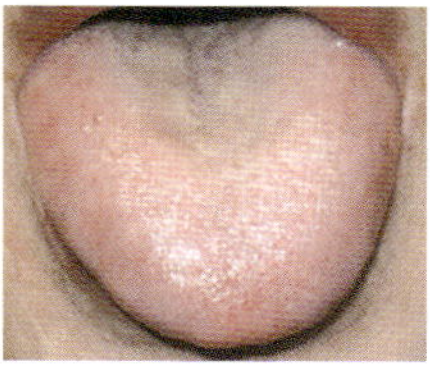

3.
大きくて
はれぼったい
（P36参照）

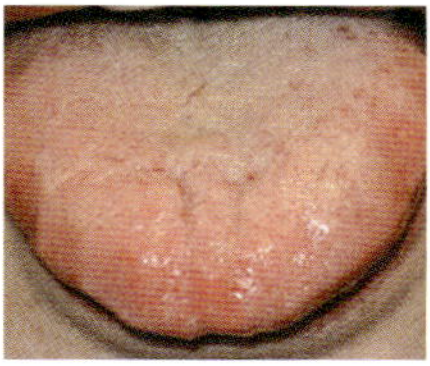

4.
ふちに
歯形がついている
（P38参照）

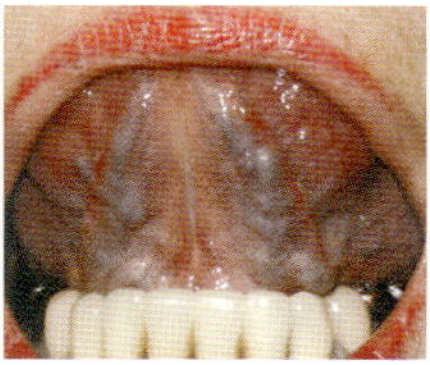

5.
舌の裏の血管が
怒張している
（P50参照）

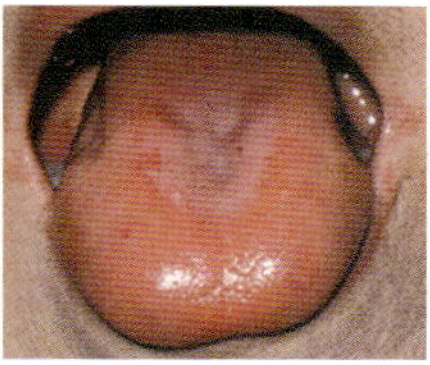

6.
表面がツルツルで
光沢がある
（P46参照）

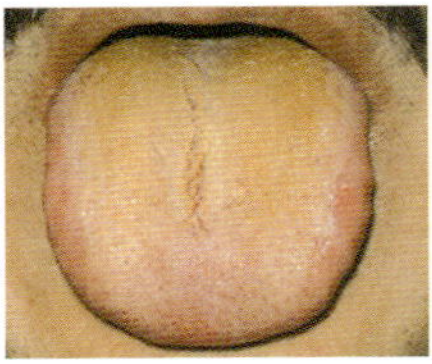

7.
黄色い舌苔が
べったりと厚い
（P68参照）

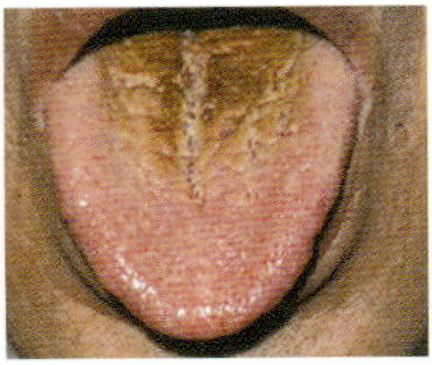

8.
舌苔が黒くて厚く、
粘ついている
（P80参照）

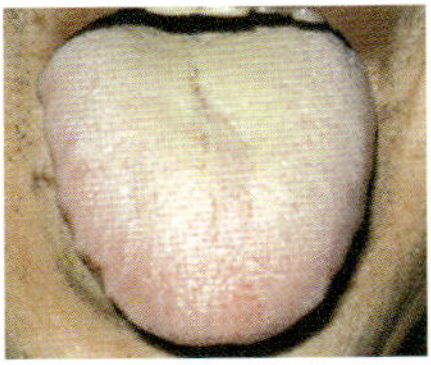

9.
白い舌苔が厚く、
粘っている
（P62参照）

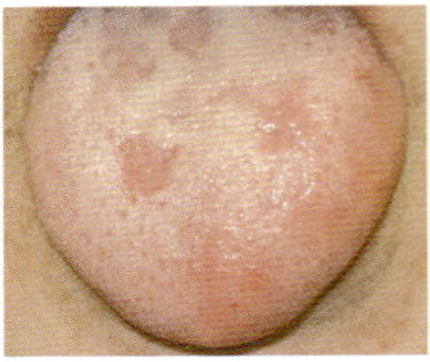

10.
舌苔が部分的に
はがれている
（P106参照）

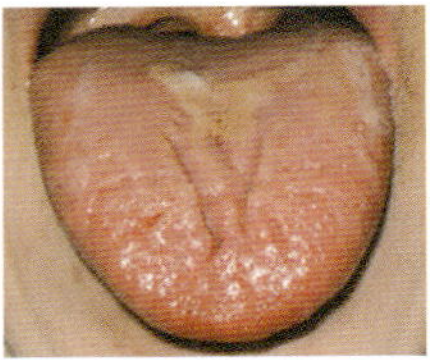

11.
舌が割れ、
溝ができている
（P44参照）

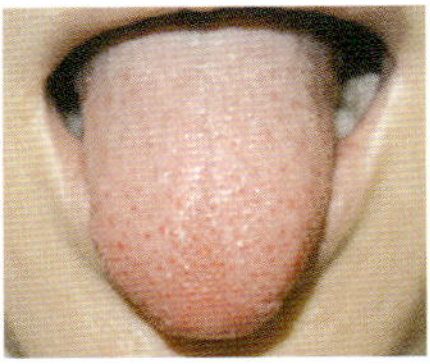

12.
点状の隆起や
赤い斑点がある
（P42参照）

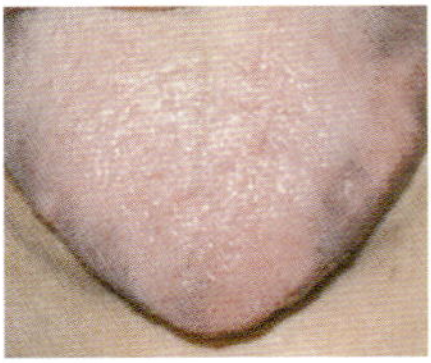

13.
紫色の
斑点がある
（P48参照）

写真出典／高橋楊子著：CD-ROMでマスターする舌診の基礎，東洋学術出版社，2007.

ハンディ版

舌をみれば病気がわかる

中医学に基づく『舌診』でかくれた不調をセルフチェック

中医師
幸井俊高

はじめに

北京である名医の診療室を訪れたときに驚いたのは、その殺風景な室内の様子でした。部屋の中には、机がひとつ、それに何脚かの椅子しかありませんでした。

名医は机をはさんで患者さんと対面し、たっぷり三十分ほど時間をかけてカウンセリングを行い、患者さんの自覚症状をきめ細かく聞き取ります。柔和な表情で患者さんの緊張をほぐしつつ、ときに冗談を交えながら患者さんの話を聞き、治療のヒントを見つけ出すさまは、まるで目の細かい網で池の中に沈む小さな宝石をすくいとるような作業でした。

そしてカウンセリングの最後に、名医は患者さんの舌を観察しました。ときに懐中電灯で舌を照らしつつ、舌の状態や、舌の表面についた苔、それに舌の裏側の様子を調べました。名医の診察は、それで終わりました。

この名医は代々、北京で開業する中医学の権威です。とくに血液検査などをすることもなく、これだけの診察で患者さんの体質と病気の本質を判断し、漢方薬を処方して病気の治療をします。この名医の処方は評判が高く、海外からも診察を受けに来る人がいます。

中医学とは中国医学のことです。中医学の医師は、ほぼこれと似たスタイルで診察をします。舌の観察に加えて脈診（脈をとって診察する）を重視する医師もいます。

では、どうしてこれだけの診察で、的確な処方が出せるのでしょう。

その理由のひとつは、舌の観察にあります。

舌には、さまざまな情報が隠されています。色や形、苔の状態などを観察すると、体内の状態がみえてくるのです。

中医学では、からだをひとつのつながった有機体としてとらえています。体内の状況は、何らかのかたちで体表にあらわれてきます。とくに舌は、表面の粘膜の新陳代謝が盛んで、三日ほどで新しいものと入れ替わります。ですから、舌には病気のサインが迅速に出ます。また、粘膜が薄いので、粘膜の下の血管を流れる豊富な血液の状態がよくみえます。血液の色が、舌の色に反映されるのです。レントゲンも血液検査もない時代に、からだの中の様子を客観的に正確にとらえるために驚異的に発達した技術が、〝舌診《ぜっしん》〟です。

舌診に特別の道具はいりません。適当な光と、自分の舌をみるためには鏡があれば十分です。あとは、舌診に関する知識、または適切な参考書があれば舌診はできます。

舌を観察するだけでは、レントゲン検査のように具体的にどの臓器にどのような病気があるかまで判断することはできませんが、自分や家族のおおまかな体調を知り、放っておくとかかりやすい病気に備えることができます。気になる症状が舌にあらわれていれば、舌診ができる専門家に相談して病気を未然に防ぐことも可能です。

この本は、中医学の診察の聖域のひとつともいえる舌診を、わかりやすくひもといたものです。さらに、筆者のこれまでの経験から得た知見を加味し、中医学の専門家でなくても容易に自分でおおまかな健康診断をし、食生活や生活習慣の改善に反映できるようにしました。

舌をみれば体内の状態がわかるため、舌は〝内臓の鏡〟といわれています。ときどき舌をセルフチェックする習慣は、自分や家族の体調を知り、体調の変化に気づき、健康を管理するための、とても簡単で有意義な方法です。舌の観察を習慣にし、ふだんの健康管理に役立てていただければ幸いです。

舌苔の色をみる

舌苔の状態をみる

舌の動きをみる

感覚・味覚をチェック

舌の周辺をチェック

第二章
病気別にみる舌の症状

ブックデザイン　下舘洋子
イラスト　BIKKE
編集協力　キムアヤン

序章

舌はからだの鏡です

舌や舌苔の色、状態などをじっくりみれば、病気のサインがわかります。
毎日の習慣にし、体調管理、病気を未然に防ぐことに役立てましょう。
あれ？　と心配になったときは、迷わず専門家に相談を。

正常な舌とは

◉淡紅色で、白い舌苔が薄くついていれば理想的

理想的な舌は、みるからに健康そうで、生き生きとしています。舌の色は赤すぎず、白すぎず、淡紅色です。大きさや厚みは、大きすぎず、やせすぎてもいません。動きもなめらかです。さわってみると、硬すぎずやわらかすぎず、柔軟です。舌苔《ぜったい》は白く、薄く均等に舌の表面に付着しています。こすって簡単にはがれることはありません。べっとりと湿りすぎず、乾燥しすぎず、適度な湿り気があります。

巻末口絵の正常な舌の見本写真は、実は子どもの舌です。大人の場合、たとえ健康な人であっても、これほど理想的な舌をみることはあまりありません。とくに病気がなくても年齢などの影響で、色がもっと赤かったり白かったり、舌苔が厚かったりする場合がほとんどです。その日の体調や食事によっても変化しますので、あきらかな異常がないようでしたら、正常な舌の理想形は指標とし、こだわりすぎなくてもいいでしょう。

正常な舌

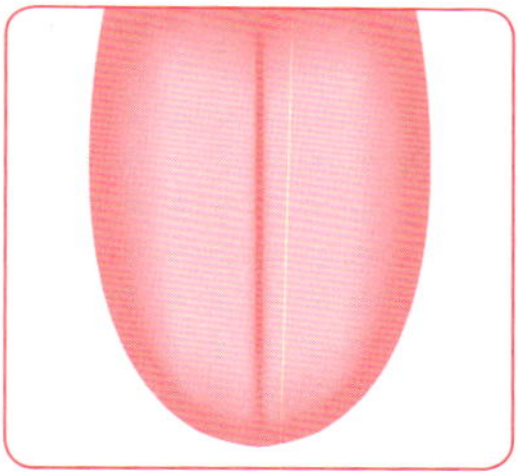

【表側】

舌の色

理想的な正常な舌は、淡紅色から薄いピンク色です。体調がよくないと、赤くなったり、白くなったり、あるいは深紅色や紫色、さらに青色になることもあります。

舌苔の状態

薄い舌苔に適度な湿り気があれば問題ありません。体調がくずれると、厚くなったり、湿っぽくなったり、乾燥したり、はがれたり、苔がなくなったりします。

舌の形、厚みなど

適度な大きさと厚みで、生き生きとしているのが理想です。病気になると、大きすぎる、舌のふちに歯のあとがつく、斑点がある、割れているなどの症状が出ることもあります。

舌の動きなど

健康であれば、なめらかな動きをしています。病気になると、動きが悪くなり、ふるえたり、ろれつが回らなくなったり、舌を出すと曲がったりします。

舌苔の色

正常な舌苔は白色です。体調が悪化すると、黄色くなったり、褐色になったり、灰色になったり、黒くなったりします。そのほかの状態と合わせて病気の原因を判断していきます。

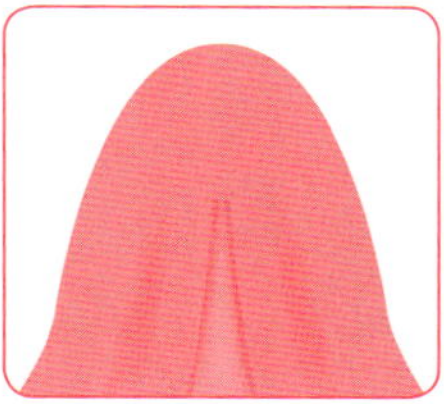

【裏側】

舌の裏側には二本の静脈が流れています。健康な場合は、それがぼんやりとみえるか、全然みえません。病気になると、大きく、はれて目立ってくることがあります。

舌と内臓の関係

◉舌は内臓の鏡です

中医学では、からだを、ひとつのつながった有機体としてとらえています。人体というものは、機械のように、心臓や胃、腸、脳、肺、筋肉、骨、皮膚などの部品を寄せ集めてきて作ったものではない、という考え方です。したがって体内の状況は、何らかのかたちで体表にあらわれてきます。とりわけ舌は、表面の皮膚の新陳代謝が早く、粘膜が薄くて血管を流れる血液の色がよく見えるので、体内の状態を的確に敏感に反映します。それゆえ「舌は内臓の鏡」といわれ、外部に露出した内臓、ともよばれています。

中医学では、舌をみることが診察の重要な位置を占めています。舌の状態から、体内の健康状態、病気の深さ、病気の進み具合、病気の特徴などを推し量っていきます。左の図は、舌の各部位の変調が、各臓腑の失調と関係していることをあらわしています。臓腑とは、単に内臓だけではなく、それらを含めた人体の機能を意味する中医学の用語です。

舌の部位と臓腑の相関関係

脾胃

「脾」は五臓、「胃」は六腑のひとつで、胃や脾臓だけでなく、広く消化器系、代謝系、リンパ系などの機能を指します。食べ物を消化吸収し、必要なエネルギーや栄養を取り込む機能です。

腎

「腎」は五臓のひとつで、腎臓だけでなく、ホルモン内分泌系や生殖器系など、人の成長、発育、生殖に関わることや、泌尿器系、脳、骨、歯などの機能をあらわします。

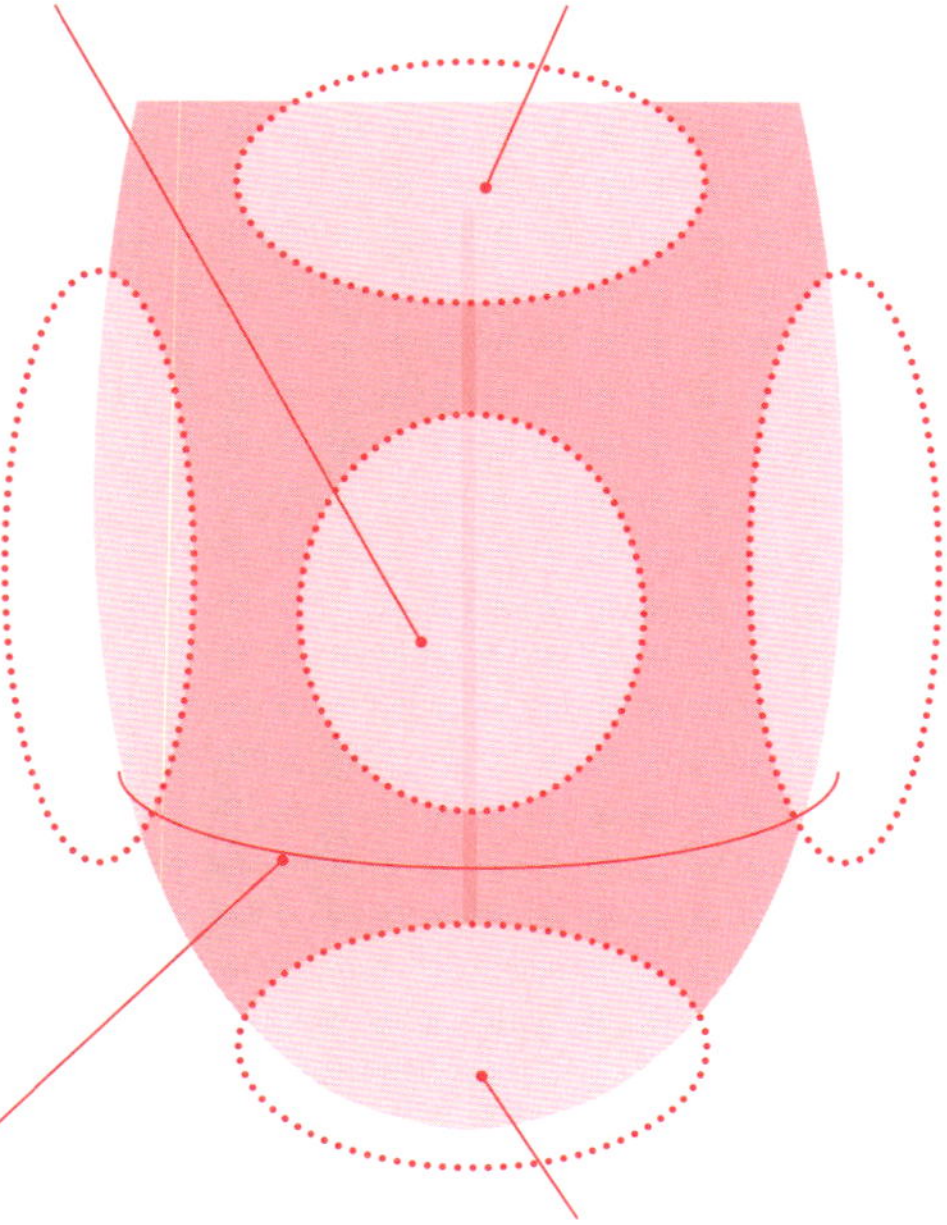

肝胆

「肝」は五臓、「胆」は六腑のひとつで、肝臓や胆のうだけでなく、自律神経系や大脳辺縁系、視神経や目の機能を含めた概念で、精神情緒との関係が深い臓腑です。

心肺

「心」「肺」ともに五臓のひとつで、心は心臓だけでなく循環器系全体や大脳新皮質を、肺は肺だけでなく呼吸器系全体と鼻、皮膚などの機能も含めた概念です。

舌は変化する

舌を観察するようになると気がつくことですが、舌の状態は、意外と変化するものです。健康な状態でも、たとえばアルコールをたくさん飲めば舌は赤くなりますし、からだが冷えたり、冷たいものを飲みすぎたりすると、舌は白っぽくなります。暴飲暴食が続くと、舌苔が厚くなります。舌は、粘膜が薄くて血管を流れる血液の色がよくみえるうえに、表面の皮膚の新陳代謝が早いので、体内の状況を敏速かつ忠実に反映するのです。病気ではなくても、舌は変化します。

病気の場合も、舌の状態はさまざまに変化します。同じ病気でも、「証《しょう》」（P167参照）や体質、そのときの病状によって、舌の状態は異なります。たとえば、同じ胃炎という病気でも、胃の炎症が激しくて熱の勢いが盛んな場合と、胃が冷えているために胃炎になっている場合とでは、舌の状態は全然違います。舌の状態は、病名をあらわすのではなく、その人の証や体質をあらわしているからです。第二章では、病気ごとに比較的よくみられる舌を紹介しましたが、同じ病気でもさまざまな舌がみられることがわかるでしょう。

一般に、舌をみることにより患者さんの状態を推測し、舌苔をみることにより病気の性質や勢い、深さを考え合わせます。舌を観察するときは、以上のような要素を考慮に入れながら行うようにしてください。以下は、病気以外でみられる舌の変化の一例です。

◉季節や気候で変わる

人のからだは自然界の一部ですので、自然環境の影響を受けます。たとえば、乾燥した国に旅行すると唇や皮膚が乾くように、秋や冬など、外気が乾燥している季節には、舌も乾きます。梅雨など、湿度の高い状態になると、舌苔も湿っぽくなります。

◉年齢とともに変わる

健康な人でも、年をとるとともにからだの水分量が減少します。それにともない、舌はやせ、舌苔は乾燥する傾向にあります。舌が割れて溝ができることもあります。

◉生理の前後で変わる

生理前には体温が上昇しますので、舌が赤くなります。生理が始まると、体温の低下と出血の影響で、舌は白っぽくなります。出血量が多いほど、舌が白くなります。

舌をみて未病を知る

◉病気を未然に防ぎ、改善するために

舌は体内の状況を敏速に反映しますので、からだに具体的な症状がみられる前から舌に変化があらわれることもあります。病気に向かいつつある兆し、これが未病です。今は健康でも、舌の状態によって将来かかる可能性が高い病気がみえてくるのです。第一章を参考にしてください。そして、病気や体調不良が続いているようなら、それらの根本的な原因である「証」を改善することにより、病状や体調を改善し、悪化を防止できる可能性があります。第二章、第三章を参照してください。改善が進むにつれ、舌も変わってきます。

ただし、あきらかな証の変化があるのに、舌に大きな変化があらわれないことがあります。逆に、たとえば生まれつき舌が大きいなど、健康な人でも異常な舌を認めることもあります。舌だけを頼りにするのは、少々心配です。気になることがあれば、必ず中医学の専門家に相談し、カウンセリングをしっかり受けるようにしてください。

第一章

舌の状態でわかる心配な病気

舌や舌苔の色、状態などをじっくりみれば、病気のサインがわかります。
毎日の習慣にし、体調管理、病気を未然に防ぐことに役立てましょう。
あれ？　と心配になったときは、迷わず専門家に相談を。

この章では…

毎日の舌のチェックで、健康管理と病気の予防を

舌をみるときは、舌や舌苔の色、状態を中心に、舌全体の印象や舌の動きについても観察します。このような舌の動きまでも含めた舌の様子を「舌象《ぜっしょう》」といいますが、この本では、主な舌象四十八種類について解説しました。

舌の様子は、その人の顔や鼻の形と同じように、ひとりひとり違います。四十八の舌象のどれかにぴたりと当てはまる場合もありますが、複数の舌象が当てはまる場合も少なくありません。その場合は、それぞれの舌象の解説を参考にしてください。

毎日のように舌の観察をしていると、舌の様子が体調によって変化するのがわかると思います。舌は、そのときそのときの体内の状態を敏感にあらわしてくれています。また、自分では気がつかないけれども舌の状態がいつもと違うこともあります。症状が出る前に舌象が先に変化することも、少なくありません。舌のセルフチェックは、そのときの自分

の体調を知るだけでなく、未病を知るためにも役立てることができるのです。

病気になって漢方や中医学の専門家にかかるときにも役立ててください。ただし、この本では解説しきれなかった舌象をしているかもしれませんし、この本で解説したのとは別の角度から舌象を解釈する必要がある場合もあります。

この章では、それぞれの舌象から導き出される主な症状や心配な病気だけでなく、食事や生活習慣のアドバイスについても解説しました。ちょっとした体調不良ならそれだけで体調が上向くこともありますし、適切な食事や生活習慣は健康維持に不可欠なものであることに間違いはありませんが、場合によっては漢方薬や治療が必要な場合もあります。気になることがあれば専門家に相談しましょう。

また、それぞれの舌象の中医学での名称を各ページ右下に付記しました。さらに舌の周辺の、口、のど、唇などの感覚や症状についても解説しました。参考にしてください。

次ページの「舌をみるときに注意すること」をよく読んで舌をチェックしてみましょう。

※P24からのイラストでは、わかりづらい色みがあるかもしれません。舌苔が黄色い場合などは、本文の内容を参照しながら舌のチェックをしてください。

舌をみるときに注意すること

正しく体内の状況を判断し、早く治療効果をあげるためには、舌を的確に観察し、病気や体調不良のサインを迅速かつ正確に読み取ることが大切です。そのためには、余計な影響を受けない環境で、舌を観察する必要があります。たとえばコーヒーを飲んだ直後は舌苔が茶色くなりますので、観察には適しません。

中医学では舌の状態を「舌象」といい、舌を観察して体内の状態を知ることを「舌診」といいます。観察するのは、舌の本体である「舌質」と、舌の表面に付着している「舌苔」です。以下は舌診の方法と注意事項です。

1. 舌は、力を抜いて出す

口は力を抜いて丸く大きく開け、力をゆるめて舌を自然に平らに出します。上唇が舌に当たらないようにしましょう。緊張して力を入れすぎないようにしてください。

2. できるだけ自然な光で観察する

舌の観察は、柔和な明るい自然光で行うのが理想です。室内や夜間は、蛍光灯などでもかまいません。壁や服装の色の影響にも注意してください。

3. 舌質、舌苔、舌の裏をみる

まず舌苔、次に舌質、最後に舌の裏側を観察するのが一般的です。裏側は、大きく口を開けたまま、舌の先を、英語のLの発音のときのように上あごにつけて観察します。

4. 食後すぐは避ける

飲食物で舌苔が染まりやすいので注意しましょう。とくに牛乳、脂っこいもの、コーヒーやジュースなど色のついたものに気をつけてください。また、冷たいもので舌が白くなったり、熱いものや刺激物で舌が赤くなったりもします。

5. 季節や時刻、生活習慣の影響を考慮する

夏は蒸し暑いために舌苔が厚く黄色くなりやすく、秋は乾燥するため舌は薄くなり乾きやすく、冬は寒さで舌が湿っぽくなります。朝は舌苔が厚めで、舌は暗い色をしています。食後は舌苔が薄くなります。また、舌苔をブラシなどでこそげとる習慣のある人の舌苔は薄くなります。口呼吸の人の舌は乾燥しています。こうした影響を考慮に入れましょう。

赤みが薄く、白っぽい

← 栄養状態が悪いか、体力が低下しています。

◉症状・心配な病気は……

赤みが薄くて白っぽい舌は、体内で栄養が不足し、生命力が低下していることをあらわしています。疲れやすい、顔色が悪い、元気がない人によくみられます。慢性胃炎など消化器系の病気、狭心症、うつ病が心配なので、食欲不振や下痢、動悸などがあれば気をつけてください。舌の色が薄くて白っぽいほど重症と思われます。

さらに、舌が大きくてはれぼったく、湿っぽい場合は、冷え、むくみをともなう場合が

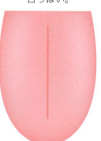

こんな舌！

全体に赤みが薄く、白っぽい。

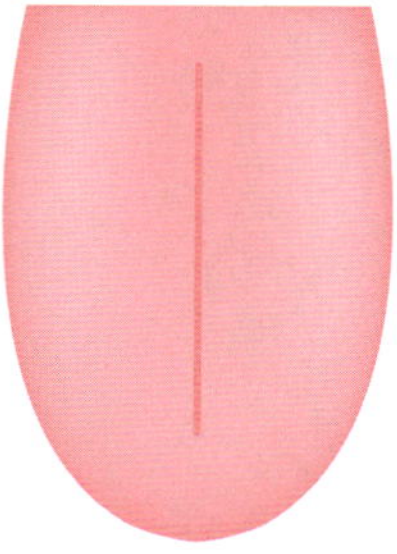

はれぼったさや、苔の量もチェック！

【舌象／淡白舌】

よくあります。甲状腺の機能が低下している可能性もあります。

また、舌苔が少ない場合は、貧血も疑われます。肌や目の乾燥、抜け毛、不安感、不眠症、めまい、立ちくらみなどの症状をチェックしましょう。生理不順や不妊症、自律神経失調症にも注意してください。

◉食生活の対策は……

漢方では、このような舌の場合、気血《きけつ》が不足している体質と判断します。気は生命力、血は血液や栄養を意味します。これらを補う食材をとるようにしましょう。気を補うものには、山イモ、サツマイモなどのイモ類、枝豆、空豆、グリーンピース、大豆などの豆類があります。タコ、アナゴ、ウナギ、イワシなどの魚介類も効果的です。血を補うのは、ホウレン草、黒ゴマのほか、ブリ、サバなどの背の青い魚です。冷えもある場合は、羊肉や、マグロ、ネギなど、からだを温める食材が有効です。

◉生活習慣の対策は……

気を補うために、睡眠や休養を十分とり、からだを休めるようにしましょう。冷えがある場合は、ぬるめのお風呂にゆっくり入り、からだを温めましょう。

全体に赤みを帯びている

← 炎症が起きているか、水分が不足しています。

◉症状・心配な病気は……

からだのどこかに炎症が起きていたり、余分な熱がこもっていたり、あるいは水分や体液が不足して熱を冷ます力が弱くなっているとき、舌は赤くなります。熱が出ると顔が赤くなるように、舌も赤くなるのです。

熱が出る原因にはふたつあり、ひとつは熱そのものが強くなる場合です。この場合の舌は、赤い色が鮮やかで、舌先に赤い斑点が出ることがあります。胃炎や肝炎などの炎症や、

こんな舌！

舌全体が
赤っぽい。

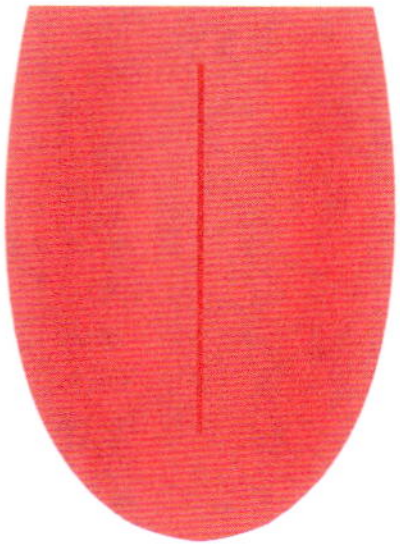

赤い斑点の有無、
舌苔の量もチェック！
【舌象／紅舌】

感染症などの発熱性疾患かもしれません。皮膚の炎症でも、舌が赤くなります。

もうひとつの熱が出る原因は、熱を冷ます機能の低下です。これは体液など水分の不足によるものです。この場合は、舌苔が少なく、舌に溝ができることもあります。糖尿病や脂質異常症で、このような舌になる場合が多いので、気をつけましょう。

ふらつき、ふるえ、かゆみや、急な発症が生じやすく、脳梗塞や脳出血が心配な人やアトピー体質の人、自律神経失調症、更年期障害になりやすい人にもこの舌がみられます。

◉食生活の対策は……

余分な熱を冷ます効果のあるウリ科の野菜を食べましょう。キュウリ、冬瓜、ゴーヤ、スイカなどです。また、ナス、トマト、そばも、余分な熱を冷まします。体内の水分を補うには、豆腐、ナシがおすすめです。逆に、唐辛子などの辛いものは熱に変わりやすいので、控えめにしましょう。暴飲暴食でも舌が赤くなりやすいので、腹八分を心がけて。

◉生活習慣の対策は……

ストレスでも舌が赤くなりがちです。ストレスは万病のもと。適度な運動や余暇の充実でストレスをためないように工夫しましょう。

全体に赤みが濃く、深紅色

←重い炎症があるか、血行が悪くなっています。

こんな舌！

全体に赤みが強く、色が濃い。

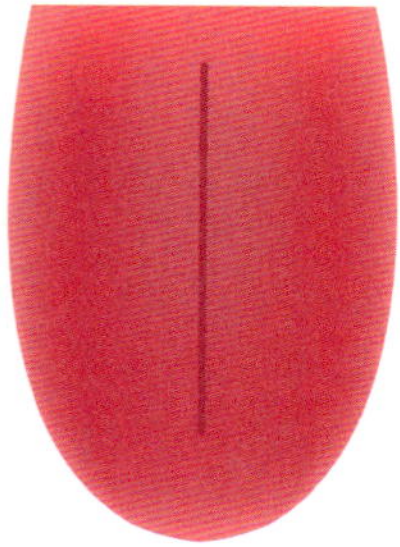

赤い斑点や突起の有無、舌苔、溝もチェック！

【舌象／絳舌】

◉症状・心配な病気は……

赤い舌が、さらに赤みを帯びて色が濃くなった場合、舌の色は深紅色になります。赤い舌と同じように、からだの中に炎症などがある場合にあらわれやすい舌ですが、病態がさらに重いことを示しています。

さらに、赤い斑点や点状の突起もある場合は、炎症などの熱の勢いが強くなっています。

肝炎など内臓の炎症、感染症などの発熱性疾患の長期化や悪化、皮膚などの化膿性疾患などが考えられます。熱が極まると、ふらつきやしびれ、脳の障害の危険も生じます。

また、舌が薄くやせていたり、溝ができていたりしている場合は、体液が少なくなって熱がこもっている状態です。糖尿病や脂質異常症が心配です。

舌苔が少なくて湿っぽい場合は、血行がよくない状態になっているかもしれません。慢性的な頭痛や肩こり、生理痛はありませんか。高血圧、肝炎、潰瘍、内臓の癒着などの可能性もあります。狭心症や脳血管障害も心配です。

◉食生活の対策は……

余分な熱を冷ますにはウリ科の野菜がおすすめ。キュウリ、冬瓜、ゴーヤ、スイカなどです。ナス、トマト、そばもよいでしょう。また、体内の水分は豆腐、ナシを食べて補いましょう。逆に、唐辛子などの辛いものは熱に変わりやすいので、控えめに。血行をよくするのは、酢を使った料理や、玉ネギ、青背の魚です。

◉生活習慣の対策は……

規則正しい生活と十分な睡眠で抵抗力を維持し、病態の改善をしましょう。散歩などの軽い運動やストレッチで、血行をよくしてあげましょう。

全体に紫色

→ 血行が悪く、からだが冷えています。

こんな舌！

全体に紫色で、
唇も紫色になっている。

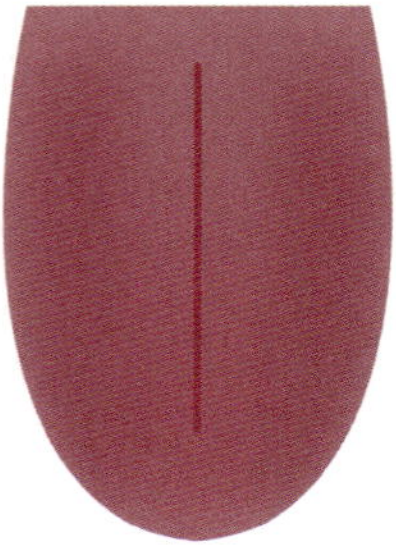

赤っぽいか、青っぽいかも
チェック！
【舌象／紫舌】

◉症状・心配な病気は……

舌が紫色の場合、血行が悪くなっていることが考えられます。唇も紫色になることがありますが、いかがでしょうか。血液の循環が滞ると、狭心症や不整脈、高血圧など循環器系の疾患や、脳血栓、肝機能障害や肝炎など肝臓の病気、さらに、それにともなう急な老け込みが心配です。生理痛や不妊症などの婦人科系の病気にも注意しましょう。

同じ紫色でも、赤みがある紫の場合は、余分な熱が体内にこもっている状態かもしれません。同時に舌が乾いていれば、体液が失われてきているのでしょう。糖尿病や脂質異常症に気をつけてください。

また、青みのある紫色の場合は、からだが冷えています。薄い青紫色で、はれぼったいなら、胃腸の病気かもしれません。加えて湿っぽいようなら、甲状腺機能の低下が心配です。逆に、濃い青紫色なら、かなり冷えにおかされていることをあらわしています。かぜ、胃腸障害に要注意です。

いずれの場合も、肩こりや頭痛、腰痛が長く続いているようなら、慢性的に血行が悪化しているのかもしれません。病気にならないよう、気をつけてください。

◉食生活の対策は……

血行をよくする食材の代表は青背の魚です。アジ、イワシ、サバなど、いずれも血流を改善してくれます。玉ネギや、菜の花などの野菜、酢を使った料理も効果的です。逆に、動物性の脂肪や肉は、とりすぎると血流を阻害しますので控えめにしましょう。

◉生活習慣の対策は……

血行がよくなるよう、意識してからだを動かしましょう。

赤みがなく、青っぽい

←からだが冷えて抵抗力が落ちています。

舌に赤みがなく、青みがかっている場合は、からだが冷えているといえるでしょう。とくに、舌全体が濃い青色の場合は、からだの芯から冷えています。もともと冷える体質なのに、冷たいものばかり飲んだり、習慣的に寒い環境に長く滞在したりしていませんか。

◉症状・心配な病気は……

この状態だと、抵抗力が落ちて感染症にかかりやすいので、かぜに注意しましょう。また、胃腸障害にも要注意です。

こんな舌！

全体に青っぽいか、部分的に青い。

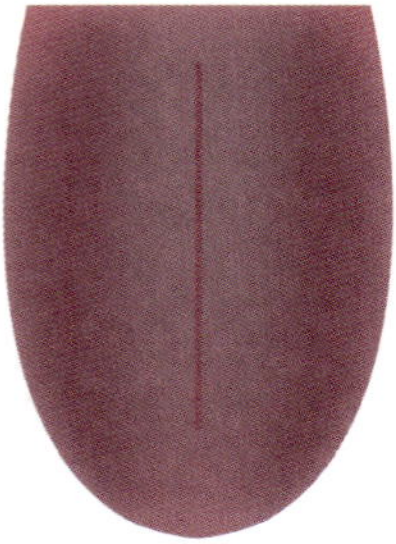

表面の湿っぽさもチェック！

【舌象／青舌】

さらに、舌が湿っぽい場合は、からだ全体の機能の低下が心配です。免疫力が下がっていますので病気にかかりやすく、また、病気が長引きやすくなっています。

また、舌のふちなどが部分的に青くなっている場合は、血行が滞っていると考えられます。この場合、唇も青くなっていることがありますが、いかがでしょうか。血液循環が悪い状態が続くと、狭心症や不整脈、高血圧など循環器系の疾患や、脳血栓、肝機能障害や肝炎など肝臓の病気が心配です。生理痛や不妊症などの婦人科系の病気にも注意しましょう。

◉食生活の対策は……

からだの冷えを取り除く食品を意識してとりましょう。羊肉、鶏肉、サケ、エビ、イワシ、カブなどがおすすめです。ニンニク、ショウガ、ネギ、唐辛子などの薬味類は、からだを温めます。逆に、冷たい清涼飲料、生野菜、果物は、からだを冷やすので、とりすぎに注意しましょう。

◉生活習慣の対策は……

足湯や腰湯で下半身を温めましょう。お風呂は、ぬるめのお湯に長く入るほうが効果的。

しっとりしていてやわらかい

← 体力低下による病気の可能性があります。

こんな舌！

しっとりしていて、
表面のきめがこまかい。

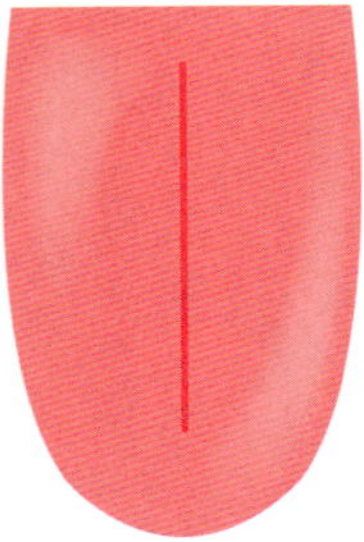

全体にやわらかいかどうかも
チェック！
【舌象／嫩】

◉症状・心配な病気は……

人が病気になるのは、大きく分けてふたつの要因があります。ひとつは、抵抗力や免疫力など、体力が低下しているために病気になってしまう場合。そして、もうひとつは、病気の勢いが強いために病気になってしまう場合です。

舌の表面がしっとりしていて、きめ細かく、全体がやわらかい感じのときは、前者の場合です。抵抗力や免疫力が落ちているために病気になっています。元気がなく、疲れやすく、気力に欠けていることでしょう。がんなどを含め、長期化する病気に気をつけてください。

この舌の場合のように、体力が落ちているために病気になっているときは、病気を取り除くことよりも体力を補うことのほうを優先します。免疫力や抵抗力が不足した状態のままでは、病気が悪化したり、ほかの病気にかかったりしないか心配です。

◉食生活の対策は……

このような舌の人は、抵抗力や免疫力が不足しているために、ふつうの状態なら病気にならない場合でも、容易に病気にかかってしまいます。まずは、抵抗力や免疫力をつけるような食生活をしましょう。基本の食品は、米、山イモ、サツマイモ、ジャガイモや、枝豆、グリーンピースといった豆類、イワシ、サケ、マグロ、ブリなどの魚介類、鶏肉などです。野菜や魚介類は、旬のものを意識的に食べるようにしましょう。さらに火を通して温かく、消化のよい状態に調理することも大事です。

◉生活習慣の対策は……

免疫力や抵抗力をつけるため、必ず朝食をとり、規則正しい生活を心がけましょう。

大きくて、はれぼったい

←水分がたまって体調をくずしています。

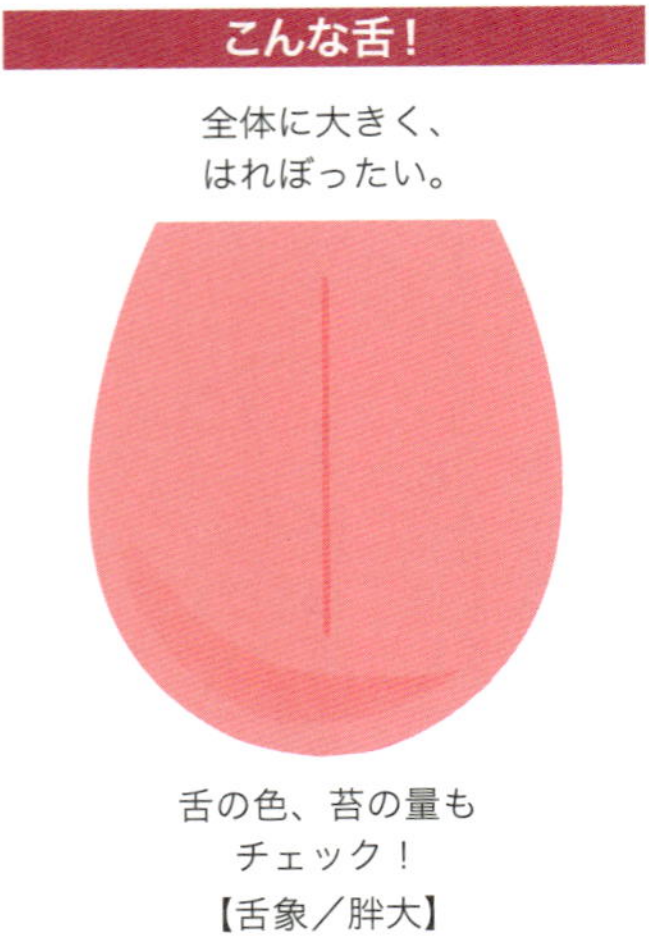
こんな舌！
全体に大きく、
はれぼったい。
舌の色、苔の量も
チェック！
【舌象／胖大】

からだの中に余分な水分がたまると、舌が大きくはれぼったくなります。水は生きていくために必要不可欠なものですが、多すぎると体調をくずします。むくみ、関節痛、神経痛、頭痛、めまい、立ちくらみなどが、よくみられる症状です。また、鼻水、くしゃみ、咳などのアレルギー症状があらわれることも。脳梗塞や脳出血も心配です。精神面にも影響を与え、うつ病、情緒不安定になることもあります。

◉症状・心配な病気は……

この舌は多くの場合、厚い舌苔がついています。舌全体が白っぽく、舌苔も白い場合は、疲れがたまっている証拠です。寝不足や残業など、無理が続いていないでしょうか。さらに舌苔が湿っぽいようなら、冷えの慢性化もあるかもしれません。抵抗力が落ちてきていますので、体調をくずさないように注意してください。

また、舌が赤っぽい、あるいは舌苔が黄色っぽい場合は、水分だけでなく、熱も体内にこもっている状態です。胃、肝臓、胆のう、膵臓、大腸、膀胱や尿道で炎症や潰瘍が生じている可能性があります。

◉食生活の対策は……

過剰な水分を取り除くのは、大根、里イモ、昆布など。献立に大根おろしを添えてみてはいかがでしょう。むくみがある場合は、小豆や、キュウリや冬瓜などのウリ類も効果的。そして、味つけの濃いもの、肉類は控えめにしましょう。また、脂っこいもの、アルコール、美食が続くと余分な水分と熱がたまります。注意してください。

◉生活習慣の対策は……

ウォーキングなどでからだを動かし、汗をかいて余分な水分を捨て去りましょう。

ふちに歯形がついている

体力が衰えて、水分や疲れがたまっています。

こんな舌！

舌のふちに歯のあとがギザギザについている。

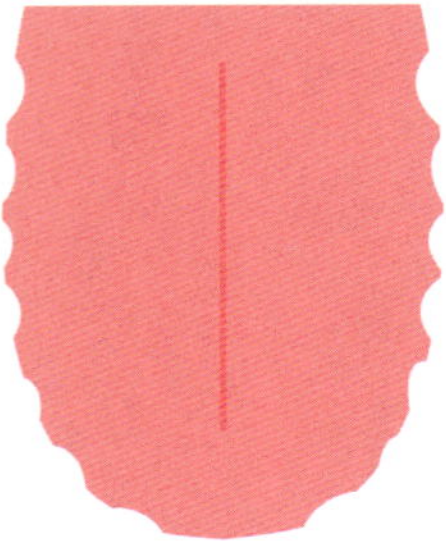

大きさ、はれぼったさや、苔の色もチェック！

【舌象／歯痕】

◉症状・心配な病気は……

歯のあとがつくということは、舌がかなりやわらかいということです。これは、体力が衰えている証拠です。もし体力が充実していれば、舌は硬く引き締まっていますので、たとえ舌が大きくても歯のあとはつきません。しかも、ちょっと当たったくらいでは、歯のあとはつきませんので、ある程度の期間やわらかい舌が歯に当たっていたと考えられます。これは、体調不良が続いていることをあらわしています。

もし、舌が大きくはれぼったいならば、からだの中に余分な水分がたまっています。むくみや頭痛はありませんか。また、鼻水などのアレルギー症状もあらわれます。精神面にも影響を与え、うつ病や情緒不安定になることもあります。

また、舌自体が白っぽく、舌苔も白い場合は、疲れがたまっているのでしょう。さらにその舌苔が湿っぽいようなら、冷え症も心配です。

この舌は、胃腸の機能が弱っているときにもよくみられます。胃炎や腸炎、胃・十二指腸潰瘍、胃下垂などが心配です。

◉食生活の対策は……

消化吸収機能をととのえるジャガイモ、サツマイモ、米、オートミール、ニンジン、大豆、インゲン豆、カリフラワーなどがよいでしょう。野菜は温野菜にして食べてください。過剰な水分を取り除くには、大根、里イモ、昆布などがおすすめ。逆に、味の濃いものや、刺激の強い食べ物は控えめに。

◉生活習慣の対策は……

休養を十分にとって体力回復に努め、おなかを冷やさないように気をつけましょう。

舌が薄く やせている

体内の栄養、水分が不足しています。

こんな舌！

舌が薄く、全体にやせている。

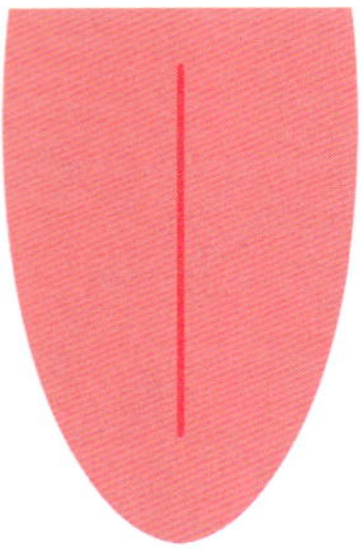

舌の色、苔の量もチェック！

【舌象／痩薄】

◉症状・心配な病気は……

舌が薄く、やせているのは、水分や栄養が不足している状態が続いている証拠です。

さらに、全体に色が薄く白っぽい場合は、栄養状態が悪化して疲労が蓄積し、体内のエネルギーが不足しています。貧血や生理不順、自律神経の失調、肝機能障害や肝炎が気になります。乾燥タイプの湿疹やじんましん、にきびもみられます。

また、舌の色が赤っぽい場合は、からだの水分（体液）不足が進んでいます。口やのどが乾いていないでしょうか。発熱、下痢、発汗、嘔吐、頻尿が続いている場合や、糖尿病などの慢性病を長くわずらっているときに、このような舌がみられます。粘液も不足していきますので、気管支炎、鼻炎、のどの炎症、胃炎、食道炎などに注意してください。

この体液や栄養の不足が長引くと、舌が乾燥し、舌苔がなくなっていきます。唇も乾き、ひび割れてきます。皮膚も乾燥してきます。ほてり、耳鳴り、めまい、微熱などの症状もあらわれます。病状が悪化してきているかもしれません。体液の不足は、発熱性疾患や炎症が原因の場合もあります。この場合も、舌がやせて赤くなります。

◉食生活の対策は……

体内の水分や栄養を補う、ホウレン草、ゴマ、アスパラガス、山イモ、白キクラゲ、豆腐、鶏卵、アワビ、ハマグリ、スッポン、イカ、牡蠣などの食材を食べましょう。逆に、唐辛子などの辛いものは体液を消費しやすいので、控えめにしましょう。

◉生活習慣の対策は……

体液が失われないよう、十分な睡眠をとりましょう。働きすぎや疲労の蓄積に気をつけてください。

点状の隆起や赤い斑点がある

← 炎症、感染症があるか、精神面の不調があります。

こんな舌！

点状の隆起、赤い斑点ができている。

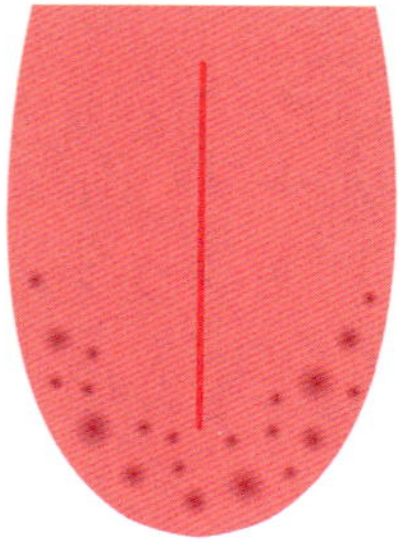

隆起、斑点のある場所もチェック！
【舌象／点刺】

◉症状・心配な病気は……

舌に点状の隆起や赤い斑点ができるのは、からだの中で熱の勢いが盛んな証拠。炎症や感染症などの発熱性の病気が疑われます。胃炎、肝炎、胆のう炎、腸炎、膀胱炎などの炎症や胃・十二指腸潰瘍、あるいは気管支炎、インフルエンザ、肺炎といった感染症が心配です。口内炎、歯肉炎の悪化も考えられます。イライラや不眠、自律神経の失調、神経症、頭痛など精神面の不調の可能性や、脳梗塞、脳出血の危険もあります。舌自体が赤く、黄色か黒っぽい色の舌苔がみられる場合は、熱の勢いが相当盛んになっています。

もし、舌苔が少なくて乾燥しているなら、熱の影響で体液が減ってきている状態といえます。よく見ると、点状の隆起の先が小さくくぼんでいることもあります。この場合、糖尿病などの慢性病が悪化していないか心配です。

赤い斑点や隆起が出ている場所によって、からだのどこに熱がこもっているかを推測することもできます。舌の中央部分にあるならば、胃腸の炎症が考えられます。舌の先のほうにあるならば、イライラや不眠など、精神面で不調があるかもしれません。舌の脇のほうにあるならば、肝臓や胆のうの炎症か、精神面での不調の可能性があります。

◉食生活の対策は……

野菜中心の食生活が理想です。とくに、余分な熱を冷ます効果のあるウリ科の野菜を食べましょう。キュウリ、冬瓜、ゴーヤ、スイカなどです。また、ナス、トマト、そばも、余分な熱を冷まします。暴飲暴食を避け、腹八分を目標にしましょう。

◉生活習慣の対策は……

ストレスでも熱がたまります。適度な運動や余暇の充実で、発散させるように心がけて。

舌が割れ、溝ができている

← 栄養と水分が不足し、疲れやすくなっています。

こんな舌！

さまざまな深い溝、浅い割れ目ができている。

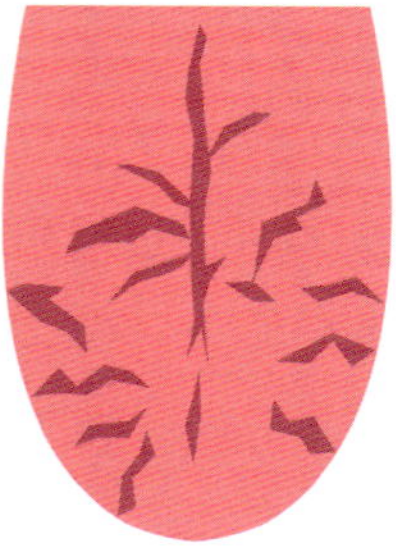

舌の色もチェック！
【舌象／裂紋】

◉症状・心配な病気は……

舌の表面に、さまざまな方向の深い溝や浅い割れ目があるのは、水分や栄養がからだのすみずみにまで行き渡っていないことを示しています。この状態が続くと、舌が十分に潤うことができず、溝や割れ目ができるのです。ただ単に水分が少なくなって舌が乾燥してやせるのとは違い、表面に溝や割れ目まで作ってしまう背景には、体液を円滑にからだ中に運び届ける力の不足があります。必要な体液がからだのすみずみにまで届かなければ、体内のさまざまな機能が低下します。元気がなく、気力が失せ、疲れやすくはないでしょうか。無理をすると心臓や胃腸、肺などに負担がかかります。動悸や息切れ、胃の不快感などがあれば、気をつけてください。

水分の不足が長引くと、舌自体は赤くなります。舌苔は少ないか、あるいは全然なくなります。糖尿病や脂質異常症などの慢性病が長引いたり、老化が進んだりすると、このような舌になります。乾燥肌のアトピー性皮膚炎の人にも、みられることがあります。

逆に、舌が白っぽい場合は、栄養不良が心配です。肌や目の乾燥、めまい、立ちくらみなどが生じるかもしれません。

また、舌が深紅色で乾燥しているなら、熱の勢いが強くて水分が失われている場合です。体内で炎症が治りきらず、長引いているかもしれません。

◉食生活の対策は……

消化のよい食材や火を通した料理で、からだをやさしくいたわりましょう。

◉生活習慣の対策は……

気（エネルギー）を補うために、睡眠や休養を十分とり、からだを休めましょう。

表面がツルツルで光沢がある

← 体液の不足や、胃の不調が起きています。

こんな舌！

舌苔がなくて光沢があり、ツルツルしている。

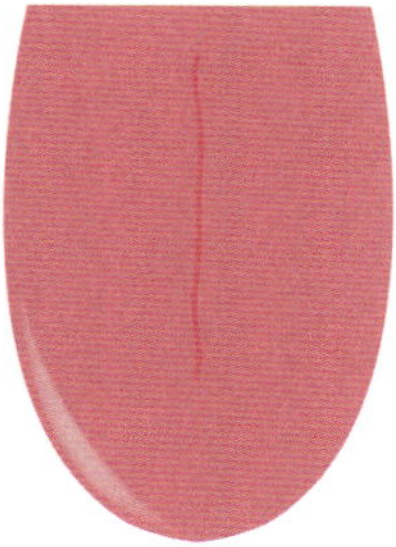

舌の色もチェック！

【舌象／光滑】

◉症状・心配な病気は……

舌苔がなく、表面がツルツルで光沢がある舌は、水分が不足し、体液がかなり失われていることをあらわしています。

もし、舌自体が深紅色なら、体液の損失は相当なものだと思われます。とくに、胃潰瘍、慢性胃炎、萎縮性胃炎、神経性胃炎など、胃の慢性疾患の悪化が心配です。胃粘膜の状態がかなりよくない状態かもしれません。高血圧、糖尿病、アトピー性皮膚炎、甲状腺機能亢進症の長期化、不妊症も気になります。また、熱の勢いが強くて水分が失われている場合にも、同じような舌になります。体内で炎症や感染症が治りきらず、長引いているかもしれません。

逆に、舌自体が白っぽい色で、表面がツルツル光っている場合は、かなりの栄養失調の状態になっていると考えられます。元気がない、食欲がない、食べたいと思わない、おなかが冷えてしくしく痛む、疲れやすい、顔色が悪い、めまい、立ちくらみ、肌の乾燥、貧血などの症状はないでしょうか。胃の消化吸収機能、栄養代謝機能が、かなり低下している可能性があります。

◉食生活の対策は……

とにかく体液や栄養を補いましょう。おすすめは、白キクラゲ、ホウレン草、ゴマ、山イモ、アスパラガス、豆腐、鶏卵、ハマグリ、スッポン、イカ、牡蠣などです。逆に、唐辛子などの辛いものや、過度のアルコールは、ますます体液を消耗しますので控えめに。

◉生活習慣の対策は……

病態の改善に向けて、規則正しい生活と十分な睡眠で抵抗力を維持しましょう。

紫色の斑点がある

← 血行が滞っています。生活習慣病が心配です。

◉症状・心配な病気は……

舌に紫色っぽい斑点がある人は、体内で血液の流れが滞っていることが考えられます。斑点の大きさは、シミのような点状のものもあれば、舌のふちや先にまだら状に広がったものまで、いろいろあります。境界線がはっきりせず、ぼんやりと紫色を呈している場合もあります。色は、青紫色から暗紫色のものが多く、なかには、よく観察しないと見落としてしまうような薄い色の場合もあります。色が濃いほど、血流の流れがよくないと考え

こんな舌！

点状、まだら状の
紫色の斑点がある。

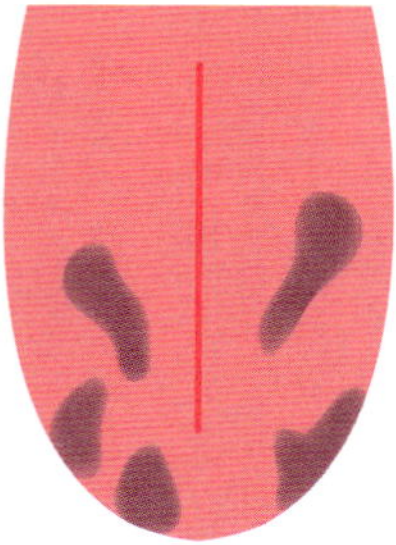

赤っぽいか、青っぽいかも
チェック！
【舌象／瘀斑】

られます。

心配な病気としては、血行と関係が深い心臓など循環器系の病気、脳血栓など脳の病気、それに肝臓の病気などがあります。脂質異常症や痛風で血液の流れがよくない可能性もあります。がんができた場合も、このような舌になることがあります。生理痛や不妊症、子宮筋腫などの婦人科系の病気とも関係が深い舌です。

もし、赤みがかった紫色ならば、余分な熱が体内にこもっている状態かもしれません。胃炎などの炎症の悪化に気をつけてください。

青みのある紫色ならば、からだが冷えています。肩こり、腰痛、生理痛などがあり、温めると楽になるようなら、血行の悪化に要注意です。

また、ストレスや緊張で気の流れが悪くなり、このような舌になることもあります。

◉食生活の対策は……

玉ネギや青背の魚を食べて、血液の流れをよくしましょう。酢を使う料理も効果的です。

◉生活習慣の対策は……

散歩などの軽い運動やストレッチで、血行の悪化を防ぎましょう。

舌の裏の血管が怒張している

←血行の悪化による生活習慣病が心配です。

こんな舌！

舌の裏側の静脈が太く、盛り上がっている。

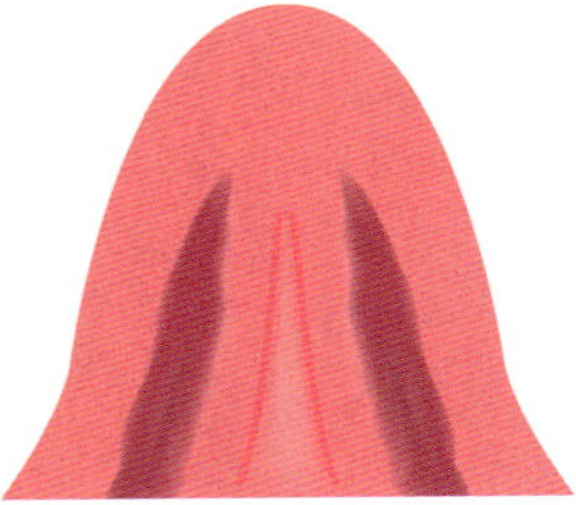

太いほど
要注意！
【舌象／舌下脈絡】

◉症状・心配な病気は……

舌の裏側には二本の静脈が流れています。体内の血液循環が滞ると、この静脈が太くなり、怒張します。英語のL（エル）の発音をするときのように、舌の先を上あごにちょんとつけて口を開けると、よく観察できます。ふつうは青い静脈がぼんやり見える程度か、あるいは全然見えませんが、血行の悪化にともない太くなります。静脈が太いほど、あるいは大きく盛り上がっているほど、血流がよくないと考えられます。静脈がうねうねと蛇行している場合もあります。

心配な病気としては、血行と関係が深い狭心症、不整脈、高血圧などの循環器系の病気や、脳血栓など脳の病気、それに肝機能障害や肝炎といった肝臓の病気などがあります。血中のコレステロールや中性脂肪が多くて、あるいは痛風や高尿酸血症で、血行がよくない可能性もあります。がんができた場合も血流が悪化しますので、このような舌になることがあります。また、生理痛や不妊症、子宮筋腫などの婦人科系の病気とも関係が深い舌です。ストレスや緊張で気（エネルギー）の流れが悪くなった場合も、同じような舌になります。

●食生活の対策は……

血液の流れをよくする食材の代表は青背の魚です。アジ、イワシ、サバなどです。玉ネギや、菜の花などの野菜も有効です。酢を使った料理もいいでしょう。

●生活習慣の対策は……

血行改善には適度な運動も必要です。おすすめは散歩。ストレスの解消にもなります。毎日続けることが大事です。

舌苔が白く、薄くついている

← とくに病気はなく、健康な状態です。

こんな舌！

白い舌苔が表面に
薄くついている。

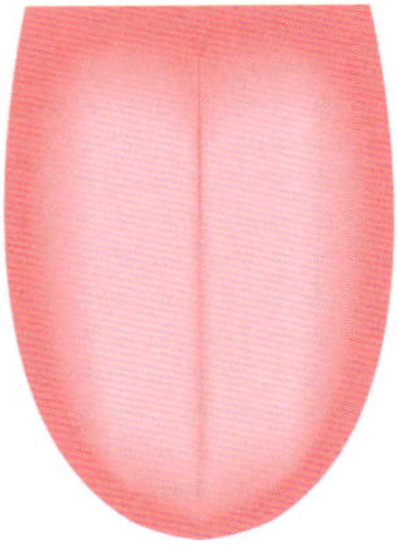

舌自体の色も
チェック！
【舌象／薄白苔】

◉症状・心配な病気は……

白い舌苔が舌の表面に薄くついている場合は、とくに病気ではなく、健康な状態だといえます。舌自体の色が淡紅色で、やせすぎず大きすぎず、適度な湿り気があって生き生きとしていれば、正常で理想的な状態です。

ただし、かぜのひき始めなど病気になってすぐのときは、舌苔にまだ変化があらわれないため、薄く白い舌苔のままです。まだまだ病気は軽い段階といえますが、これが若干進行すると舌は湿っぽくなり、全体に色が薄くなって白っぽくなります。寒気、関節の痛み、頭痛、くしゃみ、水っぽい鼻水があらわれていませんか。

逆に、舌がやや乾き気味で、舌自体がいくらか赤い色をしているようなら、熱が出て、のどが痛くなるタイプのかぜかもしれません。インフルエンザ、急性気管支炎などの可能性もあります。咳や黄色い鼻水が続いたら要注意です。

●食生活の対策は……

かぜなどの症状がない場合は、旬の食材を意識的にとるようにするとよいでしょう。旬の野菜や魚介類には、新鮮な栄養やエネルギーがたっぷり含まれています。

かぜのひき始めの症状がある場合は、寒気がする人は、ショウガ、ネギ、ニンニク、青ジソなどでからだを温め、逆に、熱っぽい人は、キュウリ、ナシ、ミントなどで熱を冷ますとよいでしょう。

●生活習慣の対策は……

心身の健康を維持するため、規則正しい生活を心がけ、適度な運動を。かぜのひき始めなら、からだを冷やさないようにし、汗をかいたらすぐにふいて早めに治しましょう。

舌苔が白く、湿っている

←からだが冷えに支配されています。

こんな舌！

舌苔が白く、
水っぽく湿っている。

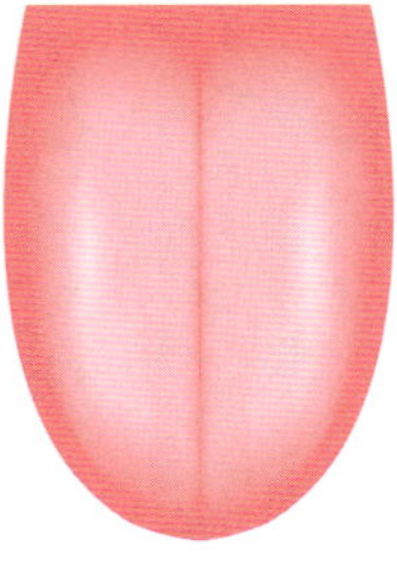

舌苔の厚みも
チェック！
【舌象／白滑苔】

舌苔が白くて水っぽく湿っている人は、からだが冷えに支配されています。さらに、この舌苔がぽってりと厚く付着しているなら、冷えの勢いが強い状態です。冷たいものや甘いものばかり飲んだり食べたりしていませんか。腰痛、肩こり、腹痛、座骨神経痛、肋間神経痛に注意してください。鼻炎や花粉症、ぜんそく、生理痛や生理不順の原因にもなります。いずれの場合も、温めると楽になるようなら、すぐに冷えを改善しましょう。

◉症状・心配な病気は……

また、こういった舌苔が薄くついている場合は、冷えて生命力が低下している状態です。むくみをともなう場合がよくあります。免疫力が下がっていますので、病気にかかりやすく、同時に病気が長引きやすくなっています。寒気、くしゃみ、鼻水などの症状があれば、すでにウイルスに感染し、かぜをひき始めているかもしれません。

暴飲暴食や不規則な食生活でも、このような舌苔が生じることがあります。消化吸収機能が衰えて、未消化物が胃腸に停滞している可能性があります。胃炎、胃潰瘍、腸炎に注意しましょう。

●食生活の対策は……

羊肉、鶏肉、サケ、エビ、イワシなど、冷えを取り除く食品をとりましょう。逆に、冷たい飲み物や食べ物はできるだけ控え、早食いはやめて、よく嚙んで腹八分を目標に。

●生活習慣の対策は……

食べ物でからだの中から温めると同時に、足湯や腰湯で、からだの外側からの寒さ対策も怠らないようにしてください。

舌苔が白く、乾燥している

←かぜが原因の炎症、体内の乾燥が心配です。

こんな舌！

舌苔が白く、湿り気がなく乾燥している。

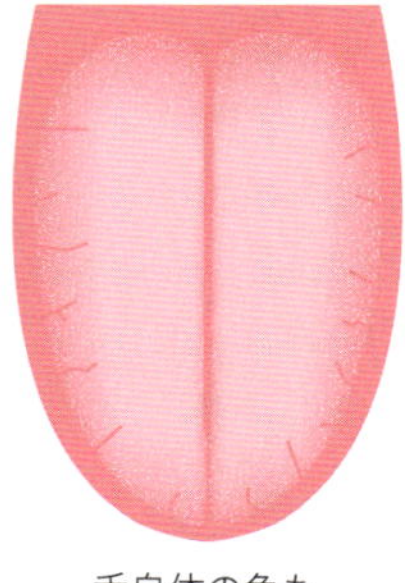

舌自体の色もチェック！
【舌象／白乾苔】

◉症状・心配な病気は……

白く、乾燥した舌苔は、かぜなどの感染症にかかっていて、からだの中に炎症や乾燥が始まっていることをあらわしています。のどや鼻の奥に乾燥感はありませんか。口の渇きや、唇の乾燥をともなう場合もあります。乾いた咳、のどの痛みといった症状が出ることもあります。鼻血が出ることもあります。季節的には秋にみられやすい舌ですが、エアコンの使いすぎの影響で夏にみられることもあります。粘膜の乾燥や炎症が始まっていいますので、放っておくとかぜなどの症状が悪化し、気管支炎になったり、鼻炎が慢性化したりするので気をつけてください。

もし、舌自体が全体に赤くなっているようなら、乾燥がさらに進んでいることが考えられます。胃の粘膜や肌が乾燥したり、便が硬くなったり、尿の量が減ったりします。胃炎、胃潰瘍、食道炎、膀胱炎などに注意してください。

◉食生活の対策は……

からだに水分を補うため、トマト、キュウリ、アスパラガス、オクラ、白キクラゲ、豆腐、豆乳などをとりましょう。アンズ、ナシ、ミカン、モモ、リンゴなどの果物もいいでしょう。ただし、これらにはからだを冷やす性質もあるため、かぜをひいている場合は、ショウガ、ネギ、ニンニクなど、からだを温めるものも一緒にとるようにしましょう。

◉生活習慣の対策は……

睡眠など、休養をとってからだを休め、からだからの水分の損失を防ぎましょう。のどや鼻の乾燥が気になる場合は、マスク、加湿器を活用し、乾燥から身を守ってください。

おしろい状の白い苔がある

← 炎症や感染症による熱が体内にこもっています。

こんな舌！

粉っぽくて白い舌苔が広くついている。

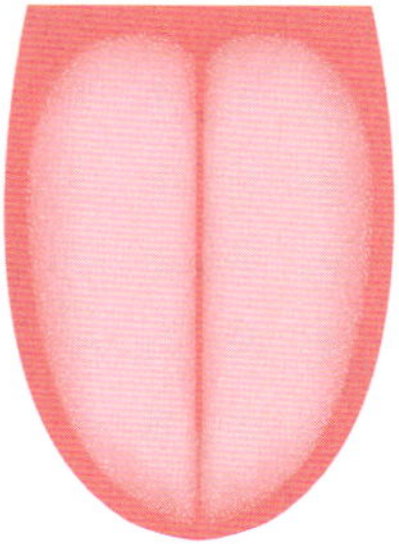

乾燥してみえるが、さわると湿っぽい。
【舌象／白積粉苔】

◉症状・心配な病気は……

舌の表面に、おしろい粉を厚く重ねたような白い舌苔が、広く付着しています。この舌苔の特徴は、一見、粉っぽく乾燥してみえるようですが、よくみると、あるいは触れると湿っぽいということです。この舌は、熱の勢いが体内に抑え込まれていることをあらわしており、からだに熱がこもっているため、多くの場合、舌自体は赤い色をしています。つまり、熱があるのに発散できずにいるという苦しい状態です。体内の炎症や化膿が悪化しているか、感染症の勢いが強くなっている可能性があります。

熱を抑え込んでいる原因は、過剰な水分です。むくみ、関節痛、神経痛、頭痛、めまい、立ちくらみなどの症状がみられるでしょう。また、鼻水、くしゃみ、咳などの症状もあらわれてきます。

胃炎、肝炎、胆のう炎、腸炎、膀胱炎などの炎症や、胃・十二指腸潰瘍、あるいは気管支炎、扁桃炎、インフルエンザ、肺炎、耳下腺炎、中耳炎などの感染症、皮膚などでの化膿性疾患が悪化しているかもしれません。

◉食生活の対策は……

過剰な水分を取り除いて熱の発散を助けるとともに、熱の勢いを弱くするため、冬瓜、ゴーヤなどをどうぞ。過剰な水分を取り除くには、大根、昆布などがよいでしょう。脂っこいもの、味の濃いもの、辛いものは、控えめに。

◉生活習慣の対策は……

かなり病気が重い状態ですので、しっかり休養をとり、無理をせず、治療を最優先にしてください。

白い舌苔が乾燥し、裂け目がある

←急な炎症、感染症による熱がこもっています。

こんな舌！

白く乾燥した舌苔で割れて裂け目がある。

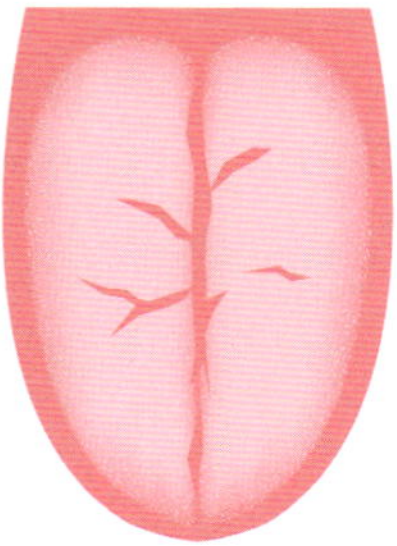

さわると砂のようにざらつく。

【舌象／白糙裂苔】

◉症状・心配な病気は……

正常な舌では、舌苔は適度な湿り気を保っていますが、熱によって急激に水分を失うと、乾燥してひび割れ、裂け目ができます。さわるとザラザラと砂のようです。ふつうは、体内で熱の勢いが盛んになると舌苔は黄色くなります。しかし、あまりにも急に熱が盛んになると、黄色くなる前に乾燥が進み、このような舌苔になります。

可能性としては、肝炎、胆のう炎、腸炎、膀胱炎などの炎症や、耳下腺炎、中耳炎などの感染症、あるいは皮膚の化膿性疾患などが急激に悪化していることが考えられます。

からだの乾燥が進みますので、のどの痛みや炎症、気管支炎、扁桃炎、インフルエンザ、肺炎、鼻血、さらに、胃炎、胃潰瘍、食道炎、膀胱炎などにも注意してください。

なお、からだを温める食品を必要以上に多く、また長期間にわたって食べ続けた場合にも、このような舌になることがあります。たとえば、ショウガを必要以上にたくさん食べ続けた場合、からだが熱を持ち、体液を消耗して体調をくずすことがあります。もちろん、からだは冷えているよりは温かいほうがいいのですが、とくに冷え症でもない人が食べすぎるのはやめましょう。

◉食生活の対策は……

熱を冷まして水分を補うため、ウリ科の野菜、トマト、豆腐などを食べましょう。ショウガなどのからだを温める食材は食べすぎに注意します。

◉生活習慣の対策は……

一時のブームに乗って単一の食品を食べすぎたりせず、自分の体質や体調に合わせて行動するようにしましょう。

白い舌苔が厚く、粘っている

← からだが冷えて、余分な湿気がたまっています。

こんな舌!

白い舌苔が厚くついている。

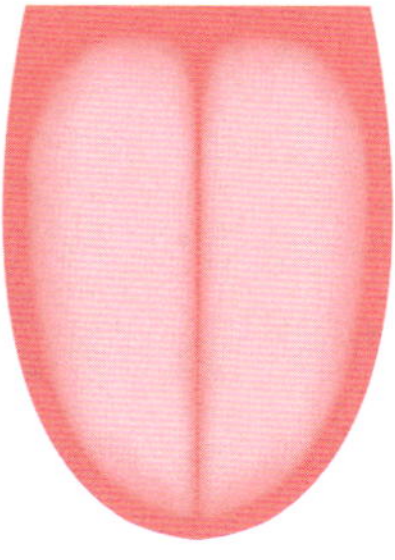

べったりとして粘っている。

【舌象/白厚膩苔】

◉症状・心配な病気は……

白い舌苔に厚みがあり、べったりとして粘った状態になっている場合は、からだの中に冷えと湿気が充満していると考えられます。胃腸の消化吸収機能が弱ったり、代謝機能が低下したりすると、十分な体温を作り出すことができず、からだが冷えてしまいます。また、血行がよくない場合も、体温がからだのすみずみにまで届かず、冷えが生じます。神経系やホルモンバランスの失調によっても、冷え症になります。さらに、冷たいものや甘いものばかり飲んだり食べたりしていても、このような舌になります。

冷えは万病のもとです。腰痛、肩こり、腹痛、神経痛に注意してください。生理痛や生理不順の原因にもなります。

また、余分な湿気の影響で、むくみや、頭痛、めまい、立ちくらみなども生じやすくなっています。

暴飲暴食や不規則な食生活でも、こういった舌苔が生じます。消化吸収機能が衰えて、未消化物が胃腸に停滞し、胃炎、胃潰瘍、腸炎、脂質異常症になる恐れがあります。

◉食生活の対策は……

冷たいもの、甘いものは控え、早食いはやめてよく噛み、腹八分を目標にしましょう。羊肉、鶏肉、サケ、エビ、イワシ、ネギ、ショウガ、クルミなど、からだを温める食材がおすすめです。

◉生活習慣の対策は……

ウォーキング、軽い体操などでからだを温めましょう。適度な汗をかくことで、余分な水分の排出を助けます。

舌苔が黄色く、薄い

↑

感染症、炎症などの初期段階です。

こんな舌！

黄色い舌苔が表面に薄くついている。

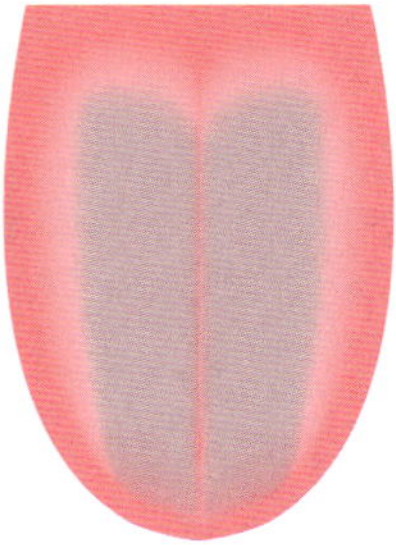

黄色の濃淡もチェック！

【舌象／薄黄苔】

◉症状・心配な病気は……

黄色い舌苔が薄くついているのは、ウイルスや細菌に感染したり、急な冷え込みなどの環境変化にさらされたりしたせいで、体調不良を起こしているあらわれです。熱が出たり、ほてったり、頭痛やのどの痛みを感じたりしていませんか。口の渇き、目の充血もあるかもしれません。これらはからだに余分な熱があるときの症状です。一般的なかぜ、咽頭炎、鼻炎、気管支炎のほか、胃炎、胆のう炎、腸炎、膀胱炎、腎盂腎炎、前立腺炎、膣炎、リンパ節炎、さらに、とびひ、蜂窩織炎《ほうかしきえん》などの皮膚疾患にかかっている可能性があります。この舌が見られるのは、右のような病気の初期の頃です。病気が長引くと、舌苔が厚くなるなど、舌の状態に変化が生じてきます。病気が軽いうちに治してしまいましょう。

かぜでこのような舌がみられる場合は、発熱や熱感、口の渇きなど、熱の症状が出るのが一般的です。しかし、寒気、関節痛、鼻水などの冷えの症状が出るかぜでも、途中で熱の症状が出るかぜに変化し、舌苔も白から黄色に変わり、このような舌になることがあります。子どもや体力のある人、あるいは夏かぜのときにみられます。

また、舌苔が淡い黄色の場合は病気がまだ浅く、逆に濃い黄色の場合はウイルスや細菌の勢力が強い可能性があります。

●食生活の対策は……

旬の野菜や魚介類をしっかり食べて体力をつけ、さらに、キュウリ、ナシ、ミントなどで熱を取り去り、早いうちに病気を治しましょう。

●生活習慣の対策は……

無理をせず、休養をとってからだを休め、免疫力を維持しましょう。

舌苔が黄色く、乾燥している

←

炎症、感染症が長引いて、熱と乾燥が心配です。

こんな舌！

黄色い舌苔で、
乾燥している。

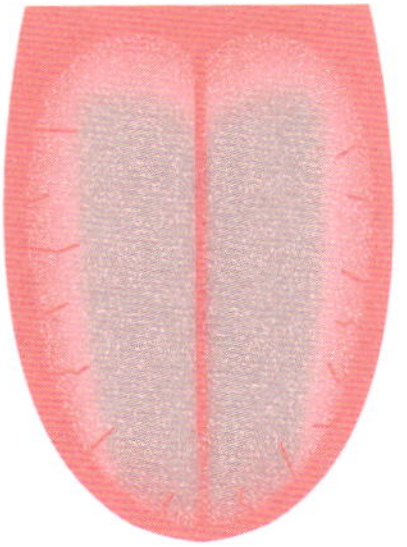

舌苔の厚さも
チェック！
【舌象／黄乾苔】

◉症状・心配な病気は……

炎症や感染症の影響で体内に熱がこもってくると、舌苔は黄色くなります。この状態が続くと、熱の影響で体液が消耗し、からだの水分が減ってきます。すると、舌苔の湿り気も減少し、乾燥してきます。つまり、この舌は熱と乾燥の両方が体内にあることをあらわしています。熱と乾燥のどちらの勢力が強いかは、舌苔の厚みをみて判断します。

もし、舌苔が薄いなら、熱よりも乾燥の勢力が強くなっています。舌苔だけでなく、口の中やのども渇いていないでしょうか。体内の水分が減るので、便が硬くなったり、尿の量が減ったりすることもあります。糖尿病や脂質異常症の長期化が心配です。また、粘液も不足してきますので、気管支炎、ぜんそく、鼻炎、のどの炎症、肺炎、胃炎、胃潰瘍、食道炎、膀胱炎などに注意してください。

逆に、もし舌苔が厚いなら、乾燥よりも熱の力が強い状態です。アトピー性皮膚炎や湿疹、じんましんがあり、かゆみがひどくなったり、赤くただれたりしていませんか。高血圧なら顔が赤くなりやすいタイプです。脳梗塞や脳出血の可能性も高まりますので気をつけましょう。また、この舌は生理痛や生理不順、月経前症候群の人にも見られます。経血の色が黒っぽいようなら、この体質です。ストレスも関係しています。

●食生活の対策は……

豆腐、白キクラゲで体液を補い、トマト、ナスで余分な熱を冷ましましょう。野菜中心の食生活を心がけてください。

●生活習慣の対策は……

熱いお風呂は避け、ぬるめのお風呂でリラックスしてストレスをゆるめましょう。

黄色い舌苔がべったりと厚い

←余分な熱と湿気が内臓に負担をかけています。

こんな舌！

舌苔が黄色くて粘つき、
厚くついている。

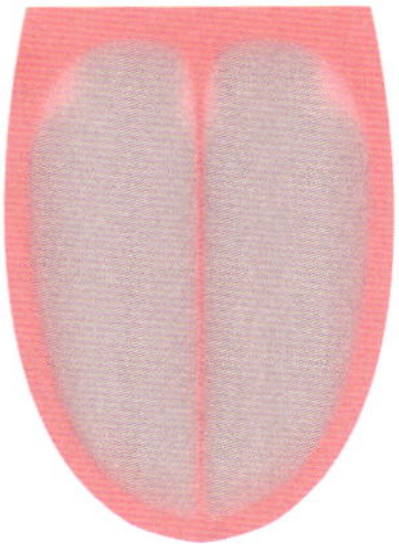

【舌象／黄厚膩苔】

◉症状・心配な病気は……

黄色い舌苔が、厚くべったりと舌についている人は、からだの中に熱と湿気が充満しています。過剰な湿気がこもると、正常な場合と比べて内臓への負担が大きくなります。とくに脂質異常症、肝機能障害、胆石などが心配です。また、狭心症や心筋梗塞の心配もあるので、心臓や胸のあたりに圧迫感を感じるようなら気をつけてください。花粉症、鼻炎、ぜんそくとも関係があり、鼻水、くしゃみ、咳、痰が多くなります。さらに、重だるい倦怠感、モヤモヤした気分の不眠、うつ症状があらわれることも少なくありません。体重増加にもつながります。婦人科系では、子宮筋腫や不妊症も考えられます。過剰な湿気は熱と結びつくと、症状や病気が重くなることが多いので注意してください。

この舌は熱の勢いも強いので、高血圧なら顔が赤くなりやすいタイプです。ストレスの負担が大きいかもしれません。脳梗塞や脳出血のリスクが高いので気をつけましょう。また、生理痛や生理不順、月経前症候群の人にもみられます。アトピー性皮膚炎や湿疹の人なら、熱の影響でかゆく、赤くただれ、さらに余分な湿気のせいでじくじくします。

暴飲暴食や不規則な食生活でも、このような舌苔が生じます。未消化物が胃腸に停滞しているかもしれません。胃炎、胃潰瘍、腸炎に注意が必要です。

◉食生活の対策は……

脂っこいもの、アルコール、美食は、体調がよくなるまで控えめにしましょう。

◉生活習慣の対策は……

適度な運動で汗を流し、湿気を排出しましょう。ストレスをやわらげるには、ぬるめのお風呂がよいでしょう。

舌苔が褐色や焦げ色である

← 炎症、化膿性疾患か、精神の不調があります。

こんな舌!

黄色が濃くなったような褐色、
焦げ色の舌苔。

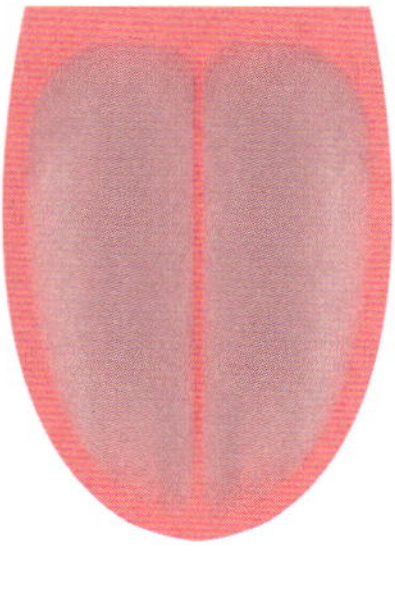

【舌象／深黄苔】

◉症状・心配な病気は……

熱が体内にこもると舌苔は黄色くなりますが、その程度が大きくなるにつれて、薄い黄色から濃い黄色、そして褐色、さらに焦げたような色になります。こんな舌苔は、かなり熱の勢力が強いことをあらわしています。実際に熱がある、あるいは熱感がある、顔が赤い、あるいは赤黒い、汗がよく出る、口が渇く、冷たい飲み物を欲しがる、口臭や体臭が気になる、尿の色が濃い、便が硬い、などの症状がありませんか。

心配な病気は、胃炎、肝炎、胆のう炎、腸炎、膀胱炎、尿道炎などの炎症や、胃・十二指腸潰瘍、または感冒、気管支炎、上気道炎、扁桃炎、インフルエンザ、肺炎、耳下腺炎、中耳炎などの感染症です。皮膚の化膿性疾患や、口内炎、歯肉炎の悪化も要注意です。イライラや不眠、自律神経の失調、動悸、神経症、頭痛など、精神面の不調も考えられます。

ほかにも、かゆみが強い、あるいは赤くただれやすいアトピー性皮膚炎、湿疹、じんましん、にきびもよくみられます。高血圧なら顔が赤くなりやすいタイプで、脳梗塞や脳出血が心配です。また、生理痛や生理不順、月経前症候群の人にも見られます。経血の色が黒っぽくありませんか。ストレスも関係しています。

◉食生活の対策は……

キュウリ、トマト、ナス、冬瓜、ゴーヤ、そばなど、余分な熱を冷ます食材をとり、唐辛子などの辛いものは熱に変わりやすいので、控えめにしましょう。

◉生活習慣の対策は……

熱いお風呂は避け、ぬるめの湯にさっと入るようにしましょう。ストレス解消にもなります。

白い舌苔の上に黄色い苔がある

← 長引く病気のせいで体力がなくなっています。

こんな舌！

白い舌苔の上に
黄色い舌苔がのっている。

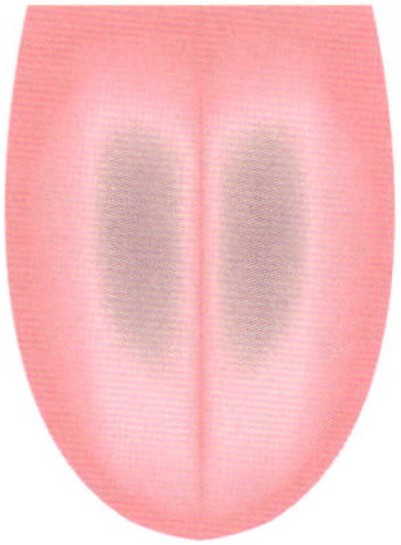

はれぼったさ、舌自体の色も
チェック！
【舌象／白底泛黄苔】

◉症状・心配な病気は……

一見すると薄黄色の舌苔が厚くついているようですが、よくみると白い舌苔の上に、黄色い舌苔がのっています。病気との戦いが長引いて生気が失せているうえに、病気もまだ完全に治りきらずに少し残っている状態です。炎症や感染症などの熱の勢いも少し残っており、そのせいで黄色い舌苔がのっています。一般に、舌自体ははれぼったく、白い色をしています。

からだの機能が低下して水分代謝が悪いため、とくに下半身がむくみやすくなっています。また、免疫力も低下しているため、疲れやすくて元気がなく、気力に欠けるといった症状もみられます。声や笑顔にも力がなく、階段を上るとすぐに息切れをします。ちょっと動くと、あるいは暑くなると、すぐ汗が出ます。さらに、からだを温める機能も低下しており、体温を十分に作ることができないので寒がりになり、手足、腰、おなかが冷えます。尿の回数が多く、便はやわらかめです。エネルギー代謝が衰え、血行も悪くなっています。体力の衰弱や、病気の長期化、更年期障害などが心配です。

こういった場合、体内に過剰な湿気が滞りやすいので、重だるい倦怠感や、もやもやした気分の不眠がみられます。湿気は内臓への負担が大きく、脂質異常症や肝機能障害が引き起こされることがあります。うつ症状があらわれることも少なくありません。

◉食生活の対策は……

旬の野菜や魚介類を食べて体力をつけ、病気の完治を目指しましょう。

◉生活習慣の対策は……

十分な休養をとってからだを休め、免疫力を取りもどしましょう。

舌苔が灰色に変化してきた

←病気が根を下ろし、悪化しています。

こんな舌！

舌苔がだんだん
灰色になってきている。

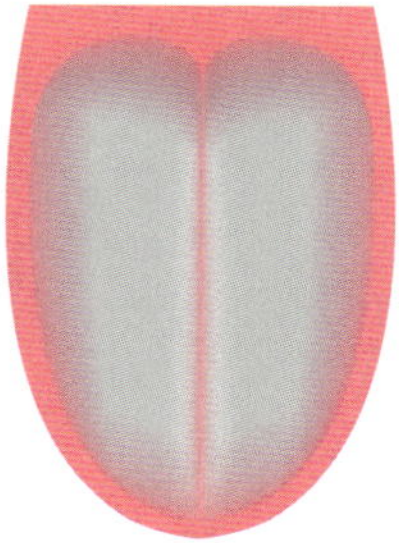

舌自体の色、舌苔の湿度も
チェック！
【舌象／灰苔】

◉症状・心配な病気は……

白い、あるいは黄色い舌苔が灰色に変化してきたら、病気がからだの中に根を下ろし、病状が重くなってきていることをあらわしています。さらに悪化すると舌苔は黒くなっていきます。心配な病気は、体内に湿気が停滞しているのか、または乾燥しているのか、熱の勢いが強いのか、逆に冷えているのかにより、違ってきます。いずれにしろ、ひどくなる前に手を打ちましょう。

湿気が停滞している場合、舌苔は厚く、ネバッとしています。脂質異常症、肝機能障害、狭心症や心筋梗塞が心配です。子宮筋腫や不妊症、アトピー性皮膚炎とも関係があります。うつ症状があらわれることもあります。逆に、舌苔が乾燥しているなら、体内の水分が不足しています。気管支炎、インフルエンザ、ぜんそく、鼻炎、肺炎、さらに胃炎、胃潰瘍、食道炎、膀胱炎なども気になります。糖尿病や脂質異常症の長期化にも要注意です。

熱の勢いが強い場合、舌苔は黄色がかった灰色で、舌自体は赤いでしょう。胃炎、潰瘍、肝炎、胆のう炎などが心配です。化膿性疾患や自律神経失調症も気になります。逆に、からだが冷えている場合、舌自体は白っぽくなります。腰痛、座骨神経痛、肋間神経痛に注意してください。鼻炎や花粉症、ぜんそくの悪化も心配です。不妊症、生理痛、生理不順も考えられます。痛風の発作にも関係してきます。

●食生活の対策は……

旬の野菜や魚介類をバランスよく食べて、体力をつけましょう。

●生活習慣の対策は……

病気の悪化をくいとめるため、十分な休養をとりましょう。

舌苔が黒く、薄くついている

←

病状が重いか、慢性化し、からだが冷えています。

こんな舌！

黒い舌苔が表面に薄くついている。

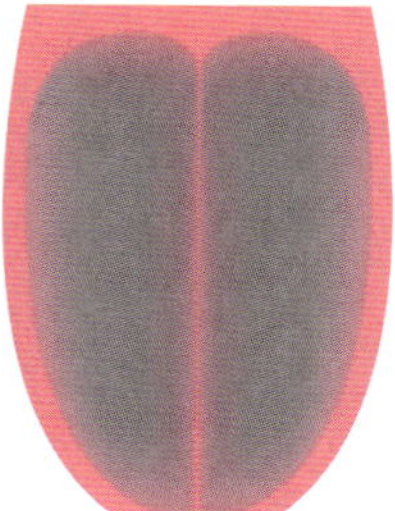

舌自体の色、湿気もチェック！

【舌象／薄黒苔】

◉症状・心配な病気は……

黒い舌苔は、病状が重い、あるいは慢性化していることを示しています。とくに、黒い舌苔が舌の表面に薄くついていて、舌自体の色が赤くない場合は、冷えが長期にわたってからだを支配しており、そのせいでさまざまな機能低下が起きている可能性があります。

冷えが浸透しているため、腹痛、吐き気、下痢などの胃腸障害が心配です。胃炎や胃・十二指腸潰瘍に気をつけてください。腰痛、座骨神経痛、肋間神経痛にも注意してください。さらに、鼻炎、花粉症、ぜんそくも気になります。もし、患部、あるいはからだ全体を温めると楽になるようなら、冷え症を根本的に改善したほうがいいでしょう。

また、舌自体が湿っぽいようなら、全身の機能低下が心配です。疲れやすい、かぜをひきやすい、だらだらと汗をかく、抜け毛や白髪が増えたなどの症状はありませんか。心配な病気は多種にわたりますが、ひとつには血液循環の悪化による脳梗塞、脳出血、狭心症、心筋梗塞があげられます。頭が重く痛い、息切れがしやすい、胸がソワソワするといった症状がある人は気をつけてください。肝炎、腎炎、ぜんそく、鼻炎、貧血、痛風などの慢性化や、がんも心配です。不妊症や、生理不順、甲状腺機能低下症、更年期障害、骨粗鬆症なども関係があります。

●食生活の対策は……

からだを温めるには、羊肉、鶏肉、鹿肉、マグロ、エビ、クルミなどをとりましょう。

●生活習慣の対策は……

負担にならない程度の散歩、軽い体操などの適度な運動を習慣づけて、冷えにくいからだを作ってください。

舌苔が黒く、乾燥している

← 病状が重いか、慢性化し、からだに熱がこもっています。

こんな舌！

黒く、乾燥した舌苔がある。

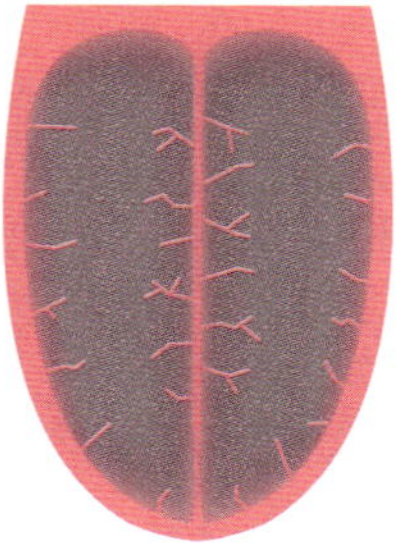

舌自体の色、厚みもチェック！

【舌象／黒乾苔】

◉症状・心配な病気は……

黒い舌苔は、病気が重い、あるいは慢性化していることを示しています。さらに、黒い舌苔が乾燥している場合は、慢性疾患、炎症、感染症の影響で、体内に熱がこもり続けています。熱の影響で体液が消耗し、からだの水分が少なくなっていると考えられます。舌自体は赤い色、あるいは深紅色をしており、舌先などに赤い斑点や点状の隆起ができることもあります。なお、化学薬品を長期服用した場合にも、このような舌苔がみられます。

心配な病気は、強い熱の勢いから考えると、胃炎、肝炎、腸炎、腎炎などの炎症です。アトピー性皮膚炎なら、かゆみがひどく、赤くただれやすいでしょう。脳梗塞や脳出血の可能性も高まりますので気をつけましょう。ストレスも関係しています。

もし、黒い舌苔が薄くついているなら、体液の消耗をあらわしています。粘膜が弱くなっていますので、気管支炎、インフルエンザ、ぜんそく、肺炎などが心配です。胃潰瘍や食道炎にも注意してください。

さらに、舌自体が薄くやせて黒い舌苔がある場合は、糖尿病、高血圧、脂質異常症、甲状腺機能亢進症、痛風、肝炎、腎炎などの慢性疾患が気になります。乾燥肌のアトピー性皮膚炎の人にもこのような舌がみられます。更年期障害や、がんも心配です。

●食生活の対策は……

豆腐や豆乳、白キクラゲで体液を補い、トマト、ナス、キュウリ、ゴーヤなどを食べて余分な熱を冷ましましょう。

●生活習慣の対策は……

ぬるめのお風呂でリラックスし、ストレスをゆるめましょう。無理は禁物です。

舌苔が黒くて厚く、粘ついている。

←病気が慢性化し、熱と湿気がこもっています。

こんな舌!

黒い舌苔が厚くついていて、粘つく。

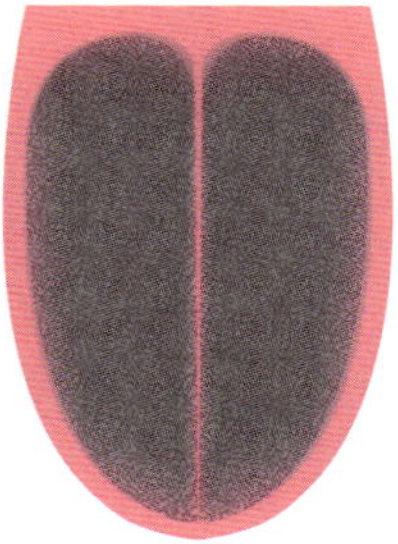

【舌象／黒厚膩苔】

◉症状・心配な病気は……

この舌苔は、からだの中に熱と湿気がこもった状態が長期化、または悪化した人にみられます。熱は、病気が慢性化している、あるいは炎症や感染症にかかっている場合に勢力を増し、からだにたまります。さらに、余分な湿気と結びつくと、内臓への負担が大きくなります。化学薬品を長期にわたり服用したときにも、このような舌苔があらわれることがあります。

熱の勢いが盛んなので、糖尿病なら口が渇きやすくなるでしょう。鼻炎、花粉症、ぜんそくなら、黄色くて粘り気の強い痰や鼻水が出ることがあります。痛風の発作とも関係があります。婦人科系では、生理痛、生理不順、月経前症候群の人に見られます。経血の色が黒っぽくありませんか。さらに、ストレスも関係しています。

また、湿気の停滞は、消化器系では膨満感、胃の不快感、胃でポチャポチャと音がするなどの症状にあらわれ、胃炎や胃潰瘍に要注意です。頭部に圧迫感があるなら、高血圧や脳梗塞が心配です。腎臓障害にも注意が必要です。胸苦しいなら、気管支炎、気管支拡張症、肺炎の可能性があります。ジクジクするアトピー性皮膚炎とも関係の深い舌です。精神面に与える影響もあり、うつ病、統合失調症の原因にもなります。湿気が停滞してかたまりを形成し、筋腫、ポリープ、甲状腺腫、がんにつながる可能性もあります。

●食生活の対策は……

湿気と熱を取り除くには、モヤシ、ナス、冬瓜、キャベツなどが効果的です。

●生活習慣の対策は……

ウォーキングなどの軽い運動で汗を流し、余分な水分を捨て去りましょう。

舌苔が薄い

←健康な状態です。あるいは、かぜのひき始めです。

こんな舌！

舌苔が表面に
薄くついている。

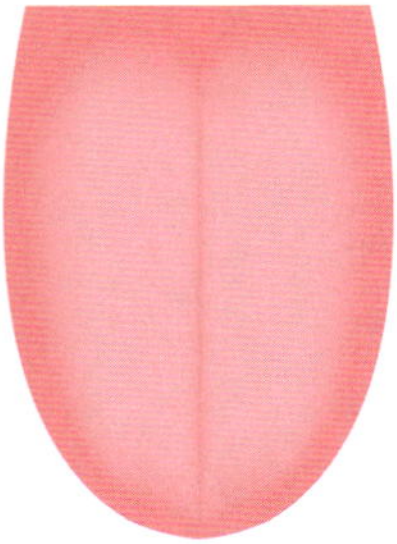

舌苔の色が白いか、
黄色いかもチェック！
【舌象／薄苔】

◉症状・心配な病気は……

舌苔が薄くて白い場合は、病気がなく、健康で正常な状態といえます。しかし、まだ病気が浅い、初期の頃も、このような舌のままの場合があります。病気が長引いてくると、舌苔が厚くなったり、色が変わったりと変化してきます。病気が軽いうちに治してしまいましょう。

ウイルスや細菌に感染したり、急な冷え込みなどの環境変化にさらされたりして体調をくずすことはよくあることです。かぜのひき始めで、寒気、関節の痛み、水っぽい鼻水などがあるときは、冷えの症状が出ていると考えられます。これらの症状があるときは、白い舌苔が薄くつきます。くしゃみ、肩のこり、頭痛はあらわれますが、高い熱は出ません。

また、同じかぜのひき始めでも、高い熱が出て、ほてりなどの熱感、のどの痛み、激しい頭痛という症状のときは、冷えではなく熱の症状があらわれています。この場合は、黄色い舌苔が薄くつきます。口の渇きや、目の充血をともなう場合もあります。インフルエンザ、急性気管支炎の可能性の場合は咳、黄色い鼻水が続くかもしれません。

●食生活の対策は……

かぜのひき始めで寒気がするときは、ショウガ、ネギ、ニンニク、青ジソなどでからだを温め、逆に熱っぽいときは、キュウリ、ナシ、ミントなどで熱を追い出し、かぜを早めに退治しましょう。健康なときは、旬の食材を意識的にとるようにするといいでしょう。旬の野菜や魚介類には、新鮮な栄養やエネルギーがたっぷり含まれています。

●生活習慣の対策は……

かぜのひき始めは、からだを冷やさないようにし、睡眠、休養を十分にとってください。

舌苔が厚い

←
食べすぎが続き、胃腸に負担がかかっています。

こんな舌！

舌苔が
分厚くついている。

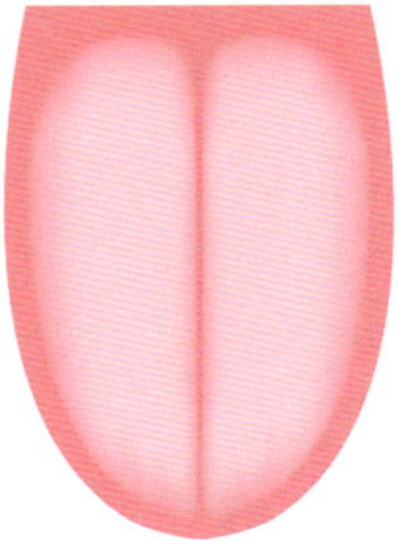

【舌象／厚苔】

◉症状・心配な病気は……

食べすぎの状態が続くと、舌苔が厚くなります。体内に湿気や水分が多い状態でも、苔は厚くなります。

食べすぎが続くと胃腸に相当の負担がかかり、暴飲暴食や不規則な食生活が習慣になるにしたがい、消化吸収機能が衰えていきます。食欲不振、吐き気、げっぷ、むかつき、腹部膨満感、腹痛、下痢や便秘、ガスが臭いなどの症状がみられます。胃炎、胃潰瘍、腸炎、自律神経失調症、さらに糖尿病、脂質異常症、痛風、高血圧、肝機能障害、胆のう炎、湿疹、じんましんが心配です。栄養状態に偏りが生じたり、栄養過多になるため、肥満の原因にもなります。加えて血行が悪化すれば、脱毛や抜け毛、不眠、頭痛、重だるい倦怠感など、さまざまな体調不良につながっていきます。心臓への負担も高まりますし、不妊症の原因にもなります。

体内に過剰な湿気や水分が停滞している場合も、舌苔は厚くなります。花粉症やぜんそく、腎臓障害に注意が必要です。ポリープや甲状腺腫が形成される可能性もあります。

さらに、病気の進行によって、薄かった舌苔がだんだん厚くなる場合もあります。

●食生活の対策は……

味の濃いもの、肉類、甘いものは控え、野菜を中心にした消化のよい食事を続けましょう。そして、早食いはやめ、よく噛んで食べ、腹八分を目標にしてください。

●生活習慣の対策は……

食生活の改善と並行して、適度な運動を始めましょう。激しい運動よりは、毎日、あるいは毎週、毎月と続けられる運動を習慣づけてください。

舌苔が湿っぽい

← 水分が停滞し、冷えて諸機能が低下しています。

こんな舌！

舌苔がベタベタして湿っぽくなっている。

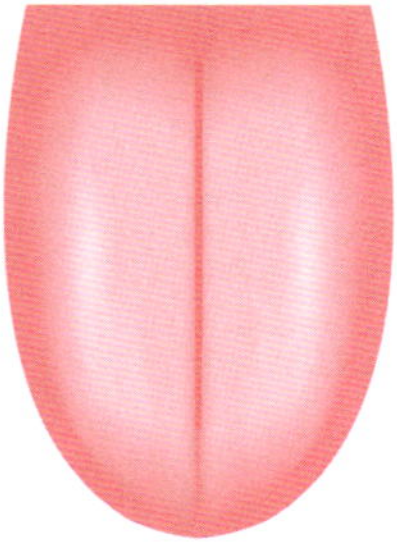

舌の大きさ、ふちの歯形もチェック！

【舌象／滑苔】

◉症状・心配な病気は……

舌苔に水分が多すぎて湿っぽくなっている場合は、体内に水分が過剰にあるか、からだが冷えていることをあらわしています。

さらに、舌が大きく、ふちに歯のあとがついているなら、かなり過剰な水分が停滞していると考えられます。むくみ、関節のこわばり、手足がだるい、しびれる、重だるい倦怠感、頭や腰の重い鈍痛、めまい、耳鳴りなどはありませんか。胃でポチャポチャと音がする、食欲不振などの症状があれば、胃の機能低下が心配です。心臓や頭部に圧迫感があるなら、狭心症や脳梗塞に気をつけてください。花粉症やぜんそくにも関係しています。

また、舌自体が紫色であれば、からだが冷えています。代謝機能が低下し、必要な体温を作り出すことができない状態です。冷えると抵抗力が落ちるので、かぜ、腹痛や下痢などの胃腸障害に要注意です。生理痛や生理不順、痛風の発作にも関係します。もし、不快な症状が温めることで楽になるようなら、すぐに冷えを改善しましょう。

さらに、疲れやすくて元気がなく、気力にも欠けるようなら、からだの諸機能が低下し、免疫力も下がっている状態です。エネルギー代謝が衰え、血液循環も悪くなっています。貧血、不妊症、甲状腺機能低下症、更年期障害、骨粗鬆症、がんとも関係があります。抜け毛や白髪も気になります。

◉食生活の対策は……

羊肉、鶏肉、ネギ、ニラ、マグロ、エビなど、からだを温めるものを食べましょう。

◉生活習慣の対策は……

散歩などの軽い運動でからだを動かし、適度な汗をかいて余分な水分を捨てましょう。

舌苔が乾燥している

←炎症、慢性病があって体液が不足しています。

こんな舌！

舌苔が
乾燥している。

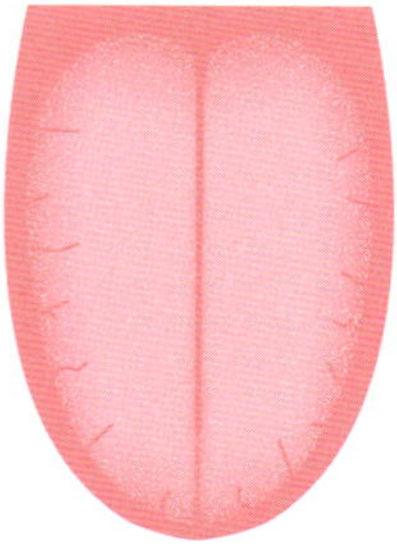

舌自体の色も
チェック！
【舌象／燥苔】

◉症状・心配な病気は……

炎症や病気の慢性化によって熱が体内にこもると、体液が減り、舌苔が乾燥します。

舌自体が赤い場合は、熱の勢いが強い状態です。胃炎、肝炎、胆のう炎、腸炎、腎炎、膀胱炎、尿道炎などの炎症が気になります。

舌自体が白っぽい場合は、熱によって乾燥しているのではなく、血液や水分の循環機能が弱いために、これらの体液が舌に届いていない状態です。足のむくみやひざのだるさはありませんか。その場合は下半身に水分がこもっており、冷えているかもしれません。体力や免疫力の低下、それに老化の進行が心配です。

また、乾燥した舌苔が薄い場合は、体液の減少が進んでいます。粘膜が弱くなっていますので、インフルエンザ、ぜんそく、鼻炎、扁桃炎、肺炎などが心配です。

さらに、秋などの乾燥している時季に感染症にかかったときも、舌苔が乾燥することがあります。のどや鼻の奥に乾燥感はありませんか。口の渇き、唇の乾燥をともなう場合もあります。乾いた咳、のどの痛み、鼻血といった症状が出ることもあります。こうした症状は、エアコンの影響で夏にみられることもあります。粘膜の乾燥や炎症が始まっていますので、症状が悪化して気管支炎などにならないように気をつけてください。

◉食生活の対策は……

体液を補う食材には、トマト、キュウリ、アスパラガス、オクラ、白キクラゲ、豆腐、豆乳などがあります。アンズ、ナシ、ミカン、モモ、リンゴなどの果物もいいでしょう。

◉生活習慣の対策は……

体液の喪失を防ぐために、からだを休めるようにしましょう。

舌苔の乾燥が進み、ざらついている

←からだに熱がこもって乾燥がひどくなっています。

こんな舌！

舌苔が乾燥して
砂のようにざらついている。

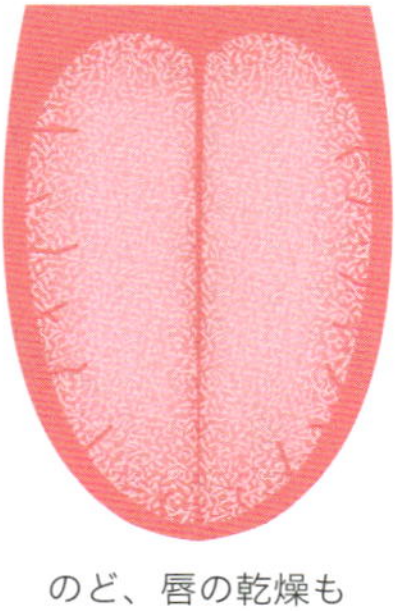

のど、唇の乾燥も
チェック！
【舌象／糙苔】

◉症状・心配な病気は……

舌苔の乾燥が進んで、ザラザラの砂のような状態になっています。炎症や病気の慢性化によって熱がこもり、体内が乾燥しているのです。熱の勢いが強いため、体液の消耗が激しく、舌苔の湿り気がなくなっています。のどが渇いたり、唇も乾いていませんか。舌自体は赤いでしょう。

余分な熱の停滞は、気管支炎、肺炎、胃炎、肝炎、胆のう炎、腸炎、腎炎などと関係するので心配です。アトピー性皮膚炎なら、赤く、かゆみがひどくなります。高血圧なら、顔が赤くなりやすいタイプでしょう。この場合、脳梗塞や脳出血の可能性が高まりますので気をつけましょう。がんとも関係があります。糖尿病により、口が渇きやすくなることもあります。

さらに、体内の乾燥が進むと、脂質異常症、痛風などの長期化も心配です。アトピー性皮膚炎の乾燥もひどくなります。ぜんそくなら、胸苦しい感じの呼吸困難をともないます。脱毛もみられます。狭心症や心筋梗塞の心配もあります。婦人科系では、不妊症、更年期障害、あるいは骨粗鬆症とも関係します。

◉食生活の対策は……

体液を補い、こもった熱を冷ます食事をしましょう。ホウレン草、ゴマ、山イモ、白キクラゲ、アスパラガス、豆腐、ハマグリ、スッポン、イカ、牡蠣などの食材がおすすめです。逆に、唐辛子などの辛いもの、過度のアルコールは体液を消耗しますので、控えめに。

◉生活習慣の対策は……

休養を十分にとり、働きすぎや疲労の蓄積に気をつけてください。

乾燥してみえるが、実は湿っている舌苔

←

熱と湿気がこもり、胃腸、泌尿器が心配です。

こんな舌！

一見、乾燥した舌苔だが、
さわると湿っている。

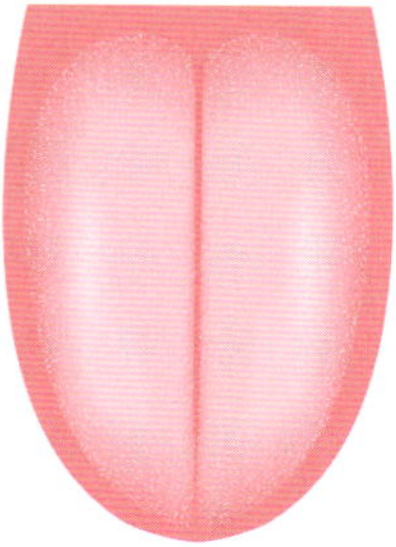

【舌象／類乾苔】

◉症状・心配な病気は……

一見すると乾燥しているようですが、よくみると、あるいはさわると湿っている、という舌苔です。舌苔が乾燥してみえるということは、体内に熱がこもっていることを示しています。しかし、同時に余分な湿気もあるため、実は湿っているという状態です。したがって、熱による病気や症状と、湿気や水分による病気や症状とが一緒にあらわれます。

湿気による症状は、食欲不振、腹部膨満感、吐き気、胃の不快感、胃でポチャポチャと

音がする、などがあります。これらに、熱による症状である炎症が重なると、胃炎、胃・十二指腸潰瘍、肝機能障害、肝炎、胆石、胆のう炎、腸炎などになる心配があります。

また、泌尿器系も熱と湿気に弱く、腎炎、膀胱炎、尿道炎などでも、この舌がみられます。呼吸器系では、花粉症、鼻炎、ぜんそく、気管支炎、気管支拡張症、肺炎が心配です。鼻水や痰が黄色く、水っぽくなったり、胸苦しくなることがありませんか。さらに、胸や頭が圧迫されるような熱いような感じがあれば、高血圧、狭心症、心筋梗塞、脳梗塞に気をつけてください。脂質異常症や痛風とも関係があります。アトピー性皮膚炎の人は、余分な水分のせいでジクジクし、さらに熱の影響で赤くなってかゆみがひどくなります。婦人科系では、黒っぽい経血や、においの強い帯下（おりもの）などの症状が出ます。

●食生活の対策は……

熱の勢いを鎮める食品は冬瓜やゴーヤなど、そして過剰な水分を取り除く食品には大根、昆布などがあります。脂っこいもの、味の濃いもの、辛いものは、控えめに。

●生活習慣の対策は……

散歩やストレッチでからだを動かし、水分や熱が停滞するのを防ぎましょう。

おからのような舌苔がある

← 暴飲暴食などによる不調、感染症などが心配です。

こんな舌!

豆腐のおから、
食べかすのような舌苔。

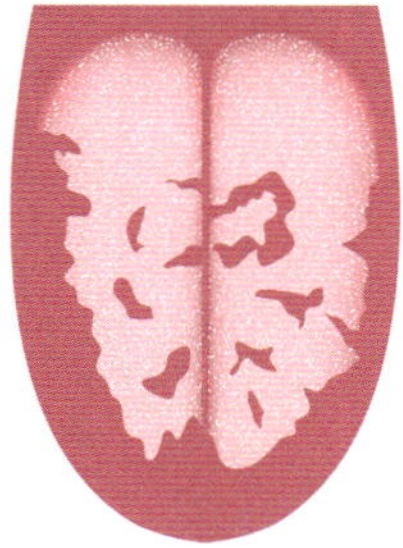

べったりと厚く、
まばらに堆積している。
【舌象/腐苔】

◉症状・心配な病気は……

あたかも豆腐のおから、あるいは食べかすが舌の上に残っているような、べったりとした舌苔が、厚くてまばらに堆積しています。ぬぐうとはがれやすい舌苔です。炎症などの熱の勢いが盛んで、同時に水分や湿気が体内に滞っています。暴飲暴食、不規則な食生活が続いていませんか。胃腸に負担がかかると、消化不良、胃炎、腸炎をまねき、肥満の原因にもなります。心臓への負担も高まります。さらに糖尿病、脂質異常症、痛風になる恐れもあります。湿疹やじんましんなど、肌のトラブルも出ます。
熱の勢いが盛んということは、感冒、インフルエンザといった感染症の可能性がありま
す。自律神経の失調も気になります。
また、湿気が体内に停滞しているため、咳や痰をともなう気管支炎、気管支拡張症、肺
炎が心配です。水分代謝と関係が深い腎臓障害にも注意が必要です。精神面に与える影響
も大きく、もやもやした気分の不眠、うつ病などが気になります。
さらに、湿気と熱が結びつくと、食欲不振や吐き気を生じることもあります。胃・十二
指腸潰瘍、肝機能障害、肝炎、胆石、胆のう炎などの心配があります。泌尿器系も湿気と
熱に弱く、腎炎、膀胱炎、尿道炎などでも、このような舌がみられます。

●食生活の対策は……

食べすぎ、飲みすぎを改めましょう。野菜を中心にした消化のよい食事を心がけ、よく
噛んで食べ、腹八分を目標に。

●生活習慣の対策は……

適度な運動で、からだを動かす習慣を作りましょう。続けることが大事です。

粘った舌苔が厚くついている

←過剰な湿気で、内臓に負担がかかっています。

こんな舌！

べったりと粘っこい舌苔が分厚い。

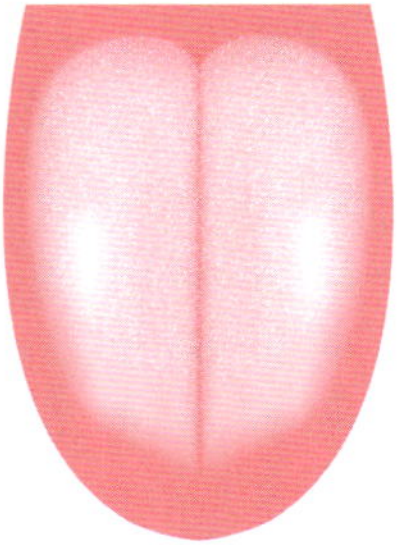

しっかり付着してはがれにくい。
【舌象／膩苔】

◉症状・心配な病気は……

べったりと粘っこい舌苔が舌の表面に貼りついています。舌にしっかりと付着しており、ぬぐっても簡単にはがれません。これは、体内に余分な湿気が滞っているあらわれです。

過剰な湿気、水分の停滞は、内臓への負担が大きく、ジメジメと水っぽい症状があらわれます。むくみ、関節のこわばり、関節痛、神経痛、だるい、しびれる、頭や腰の重い鈍痛、めまい、立ちくらみ、耳鳴りなどの症状はありませんか。さらに、花粉症、鼻炎、ぜんそくなどのアレルギーとも関係しています。鼻水、くしゃみ、咳、痰などの水っぽい症状があるでしょう。ジクジクするタイプのアトピー性皮膚炎や湿疹とも関係が深い体質です。狭心症や心筋梗塞の心配もあります。さらに、過剰な湿気はからだのあちこちでかたまりを形成しやすく、子宮筋腫、ポリープ、甲状腺腫、がんなどの原因にもなります。

このような舌は、暴飲暴食、不規則な食生活が続いた場合にもあらわれます。胃腸への負担が相当あると思われます。食欲不振、吐き気、げっぷ、むかつき、腹部膨満感、腹痛、下痢や便秘、ガスが臭いなどの症状はありませんか。消化不良、胃炎、胃潰瘍、腸炎をはじめ、自律神経失調症、糖尿病、脂質異常症、痛風、高血圧、肝機能障害、胆のう炎、じんましんになる恐れがあります。

もし、舌苔の色が黄色いなら、湿気とともに熱も体内に蓄積されています。

●食生活の対策は……

過剰な水分の停滞を取り除く大根、里イモ、玉ネギ、昆布などを食べましょう。

●生活習慣の対策は……

ウォーキングなど適度な運動で汗を流し、余分な水分を捨て去りましょう。

舌の前だけに舌苔がある

←胃腸が弱っています。栄養や水分の不足も心配。

こんな舌！

舌の前のほうにだけ白い舌苔がついている。

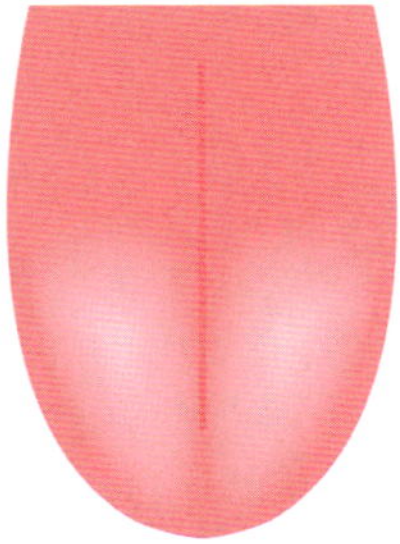

のどに近い奥のほうには舌苔がないか、少ない。

【舌象／偏外苔】

◉症状・心配な病気は……

舌の前のほうにだけ白い舌苔がついています。のどに近い奥のほうには、舌苔が少ないか、あるいはまったくついていません。このような舌苔の場合は、胃腸が虚弱な体質が悪化して、からだ全体の不調が生じつつある状態といえます。とくに、栄養や水分といった体液の減少が気になります。

胃腸での消化吸収機能が弱いので、食欲がない、食べたいと思わない、元気がない、疲れやすい、気力に欠ける、食べたものの味がしない、おなかが張る、腹痛、下痢、便秘、手足がだるいなどの症状がみられます。また、たくさん食べられない、消化がおそい、吐き気、げっぷなどの症状もあらわれます。心配な病気には、胃炎、胃・十二指腸潰瘍、消化不良、腸炎、肝炎、胆のう炎、胃下垂などがあります。

また、体液が減少している場合は、口やのどの渇き、唇の乾燥、寝汗、寝つきが悪い、眠りが浅いといった症状があらわれます。耳鳴り、めまいが生じることもあります。乾燥肌タイプのアトピー性皮膚炎、抜け毛、脱毛もみられます。また、疲れたときに動悸や不整脈が生じやすい人は、狭心症や心筋梗塞に要注意です。婦人科系では、不妊症、更年期障害、生理痛、生理不順、月経前症候群とも関係しています。

◉食生活の対策は……

消化吸収機能をととのえる食材には、ジャガイモ、山イモなどのイモ類や、大豆、インゲン豆などの豆類、カリフラワーなどがあります。イワシ、タイなどもおすすめです。

◉生活習慣の対策は……

胃腸のために、休養を十分にとり、無理せずストレスをためないようにしましょう。

舌の奥のほうに舌苔がある

胃腸が相当弱っています。胃粘液の減少が心配です。

こんな舌！

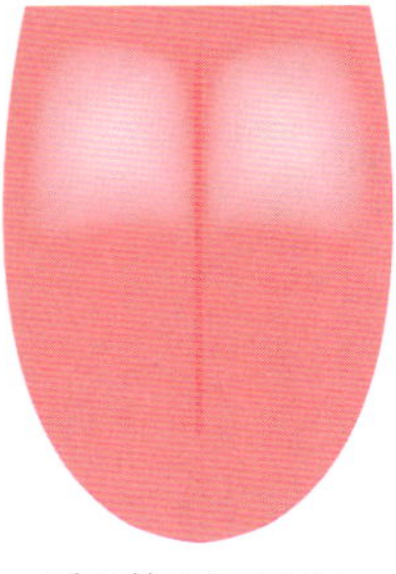
白い苔がある。
舌の前のほうには
舌苔がないか、少ない。

【舌象／偏内苔】

◉症状・心配な病気は……

のどに近い、舌の奥のほうにだけ白い苔がついています。前のほうは、苔が少ないか、あるいは、まったくついていません。これは、胃腸が虚弱な体質で、さらに胃の粘液が不足するなどして、病状が悪化していることを示しています。

胃腸の機能が低下しているので、食欲がない、食べたいと思わない、元気がない、疲れやすい、気力に欠ける、食べたものの味がしない、おなかが張る、腹痛、下痢、便秘、手足がだるいなどの症状がみられます。また、たくさん食べられない、消化がおそい、などの症状もあらわれます。心配な病気には、消化不良、腸炎、胆のう炎、胃下垂などがあります。

さらに、胃の粘液が減ることで、粘膜の炎症や萎縮が生じますので、みぞおちあたりの胃の痛み、胸やけ、げっぷ、吐き気、口やのどの渇き、唇の乾燥やひび割れ、胸苦しさなどの症状が出てきます。胃潰瘍、慢性胃炎、萎縮性胃炎、神経性胃炎など、胃の病気の悪化が心配です。胃粘膜の状態がかなりよくない状態と思われます。逆流性食道炎にも気をつけてください。さらに、糖尿病や肝炎も気になります。

◉食生活の対策は……

ジャガイモ、山イモなどのイモ類、大豆、インゲン豆などの豆類、カリフラワーなどが胃腸の機能をととのえます。逆に、唐辛子などの辛いものや、過度のアルコールなどは胃腸を刺激するので控えめにしましょう。

◉生活習慣の対策は……

夜は、なるべくリラックスするようにし、胃を休めましょう。

舌の中央部分に舌苔がない

←胃腸が弱っています。体液の減少も要注意。

こんな舌！

舌の真ん中がツルッとして舌苔がない。

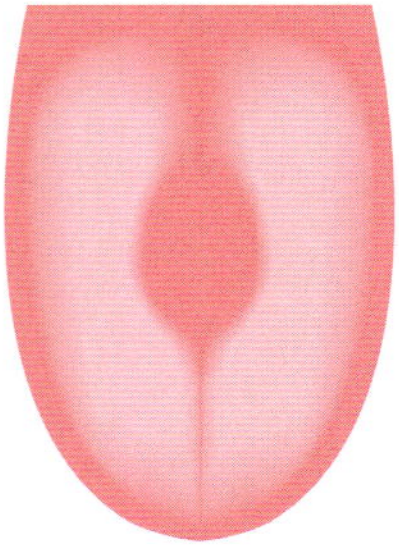

舌自体の色もチェック！
【舌象／中根部少苔】

◉症状・心配な病気は……

舌の中央部分がツルッとして、この部分だけ舌苔がついていないか、あるいはとても少ない状態です。中央から奥のほうにかけても苔が少ない場合もあります。

舌自体が白っぽい場合は、胃腸が弱っていることを示しています。胃腸での消化吸収機能が低下しているので、食欲がない、食べたいと思わない、食べたものの味がしない、おなかが張る、下痢、便秘、また、たくさん食べられない、消化がおそいなどの症状があらわれます。元気がない、疲れやすい、気力に欠ける、手足がだるいなど、全身の症状がみられることも多いでしょう。心配な病気には、消化不良、腸炎、肝炎、胆のう炎、胃下垂などがあります。

舌自体が赤い場合は、体液の減少が気になります。胃の粘液が減り、粘膜の炎症や萎縮が生じますので、みぞおちあたりの胃の痛みや、胸やけ、げっぷ、吐き気、口やのどの渇き、唇の乾燥やひび割れ、胸苦しさなどの症状が出てきます。胃潰瘍、慢性胃炎、萎縮性胃炎、神経性胃炎などの悪化が心配です。逆流性食道炎や糖尿病にも気をつけてください。

さらに、疲れたときに動悸や不整脈が生じやすい人は、狭心症や心筋梗塞に要注意です。婦人科系では不妊症、更年期障害、生理痛、生理不順、月経前症候群とも関係しています。

●食生活の対策は……

体液を補うには、ホウレン草、ゴマ、山イモ、白キクラゲ、アスパラガス、豆腐、鶏卵、ハマグリ、スッポン、イカなどを、消化のよい調理法で食べるようにしましょう。

●生活習慣の対策は……

夜、とくに寝る前は静かに過ごし、とにかく胃をいたわりましょう。

舌の中央だけに舌苔がある

←水分が停滞しているか、暴飲暴食の結果です。

こんな舌！

舌の真ん中だけに舌苔がある。

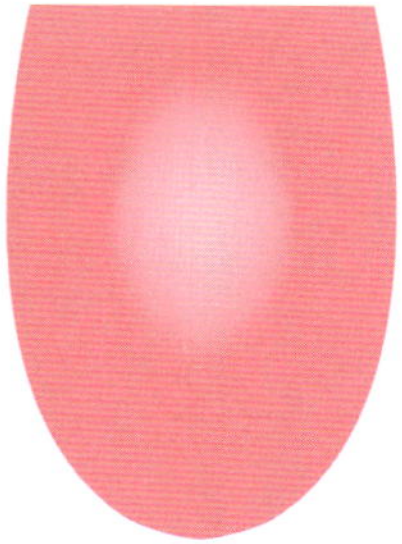

舌の周辺には舌苔がない。
【舌象／偏中苔】

●症状・心配な病気は……

舌の真ん中あたりにだけ舌苔があり、その周辺には苔がついていないか、あるいはとても少ない状態です。中央から奥のほうにかけて舌苔がつながっている場合もあります。これは、体内に過剰な水分、つまり体液が滞っているか、暴飲暴食の結果と思われます。

体内に過剰な体液が滞っていると、ジメジメとした症状があらわれます。むくみ、関節のこわばり、手足がだるい、しびれる、頭が重い、めまい、耳鳴りなどはありませんか。

心臓や胸のあたり、または頭部に圧迫感があるなら、狭心症、心筋梗塞、脳梗塞に気をつけてください。花粉症、鼻炎、ぜんそくなどにも関係が深く、鼻水、くしゃみ、咳、痰などの水っぽい症状がよく出ます。気管支炎、気管支拡張症の可能性もあります。ジクジクするタイプのアトピー性皮膚炎や、子宮筋腫、不妊症とも関係しています。

暴飲暴食でこんな舌になった場合は、胃腸に負担がかかっています。食欲不振、吐き気、げっぷ、むかつき、腹部膨満感、腹痛、ガスが臭いなどの症状はないでしょうか。胃炎、胃潰瘍、腸炎、さらに糖尿病、脂質異常症、痛風、高血圧、肝機能障害、胆のう炎、湿疹、じんましん、自律神経失調症なども心配です。体重増加、脱毛や抜け毛、不眠、頭痛、重だるい疲労倦怠感など、体調が悪化します。心臓への負担も高まります。

◉食生活の対策は……

味の濃いもの、肉類、卵類、脂っこいもの、甘いものは控えめにし、野菜を中心にした消化のよい食事を続けましょう。水分排出を助ける大根、里イモ、玉ネギなどがおすすめ。

◉生活習慣の対策は……

ウォーキングなどでからだを動かして汗を流し、余分な水分を捨て去りましょう。

舌苔が部分的にはがれている①

←胃腸の機能が低下し、胃粘液が不足しています。

こんな舌！

舌苔がところどころ、はがれている。

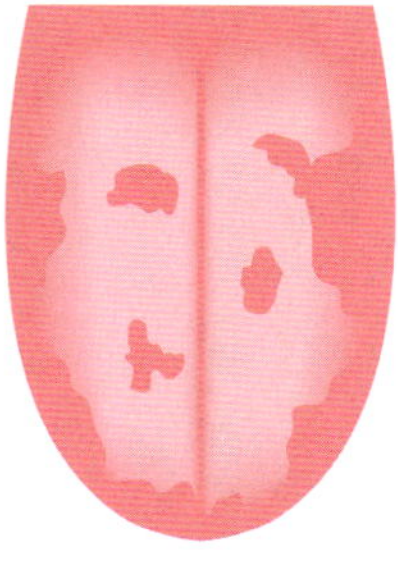

はがれている部分がツルツルしている。
【舌象／花剝苔】

◉症状・心配な病気は……

舌苔が部分的にはがれ落ち、その部分には舌苔がなく、ツルツルしています。舌苔がある部分とない部分との境界は、はっきりしています。これは、胃腸の機能低下や胃の粘液不足をあらわしています。

このような舌の人は、食欲がない、食べたいと思わない、元気がない、疲れやすい、気力に欠ける、食べたものの味がしない、おなかが張る、腹痛、下痢、便秘、手足がだるいなどの症状がみられます。また、たくさん食べられない、消化がおそいなどの症状もあらわれます。心配な病気には、胃炎、胃・十二指腸潰瘍、消化不良、腸炎、肝炎、胆のう炎、胃下垂などがあります。

さらに、胃の粘液が不足しているので、胃粘膜がかなりよくない状態かもしれません。みぞおちあたりの胃の痛み、胸やけ、げっぷ、吐き気などはないでしょうか。口やのどの渇き、唇の乾燥やひび割れ、胸苦しさといった症状はありませんか。胃潰瘍や慢性胃炎だけでなく、萎縮性胃炎、神経性胃炎などの胃の病気が心配です。逆流性食道炎にも気をつけてください。糖尿病、高血圧、脂質異常症、甲状腺機能亢進症、痛風、肝炎、腎炎などの慢性疾患とも関係があります。

●食生活の対策は……

ジャガイモ、山イモ、ニンジン、米、オートミール、大豆、豆腐などで胃腸機能をととのえ、粘膜を保護してください。唐辛子などの刺激の強いものや、アルコールは控えめに。

●生活習慣の対策は……

無理はせず、休養を十分にとって、胃に負担をかけないようにしましょう。

舌苔が部分的にはがれている②

←免疫力の低下や栄養不足が心配です。

こんな舌！

舌苔がところどころはがれている。

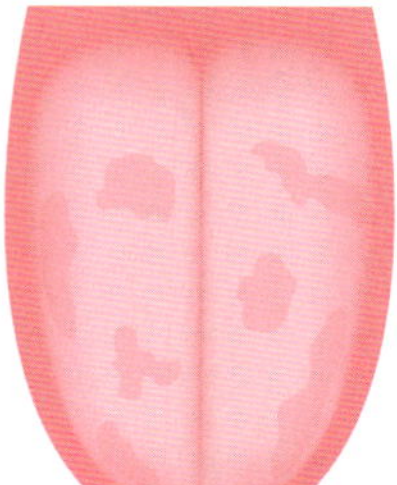

はがれている部分に舌苔が薄くついている。
【舌象／類剝苔】

◉症状・心配な病気は……

舌苔が部分的にはがれ落ち、その部分はツルツルではなく、舌苔が薄く付着しています。舌苔がある部分とない部分との境界は、はっきりしています。これは、体内のエネルギーや栄養が不足するとあらわれやすい舌苔です。体内でこれらが不足しているところが不均等なため、舌苔がついていたり、はがれていたりしているのです。

疲れやすい、元気がない、気力に欠ける、声に力がないなどの症状がある場合は、エネルギー不足の証拠です。階段を上るとすぐに動悸や息切れがする、ちょっと動くとすぐ汗が出るなどの症状はありませんか。免疫力が下がっていますので、かぜをひきやすく、治りにくくなります。慢性胃炎や腸炎、狭心症、心筋梗塞、慢性気管支炎、ぜんそく、低血圧、自律神経失調症、うつ病も心配です。疲れると症状がひどくなるなら、要注意です。

また、顔色が悪い、肌がくすんで見える、唇が荒れる、爪が弱い、抜け毛が増えたなどの症状があれば、栄養が不足しています。目がかすむ、まぶたがピクピクする、などの症状があるかもしれません。心配な病気には、貧血、栄養不良、不眠症、不整脈、慢性肝炎、不妊症、無月経などがあります。

◉食生活の対策は……

山イモ、グリーンピース、ホウレン草、大豆、ゴマ、タコ、アナゴ、ウナギ、イワシなどでエネルギーを補いましょう。消化のよい食材や火を通した料理で、からだをやさしく滋養しましょう。

◉生活習慣の対策は……

睡眠を十分とり、からだを休めるようにしましょう。早寝早起きが基本です。

舌苔がはがれやすい

← 体力が低下しているため、病気にかかっています。

◉症状・心配な病気は……

舌苔を観察するとき、どうしても色や厚みに目がいきがちですが、全体の特徴として、舌苔が舌にしっかりと付着しているか、あるいははがれやすいかを見るのも大事です。なぜなら、それが病気と体力の関係を知ることになるからです。病気になる原因には大きく分けてふたつあります。ひとつは、病気の勢いが強いために、病気になってしまう場合。そして、もうひとつは、体力が低下しているために、病気になってしまう場合です。

こんな舌！

舌苔が
はがれやすくなっている。

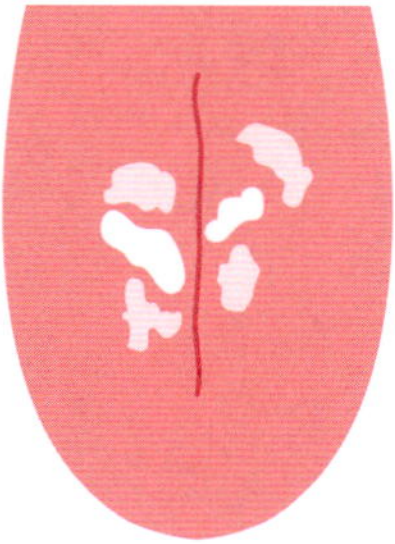

【舌象／仮苔（無根苔）】

舌苔がはがれやすくなっているのは、抵抗力や免疫力などの体力が落ちているために病気にかかっている場合です。逆に舌苔がしっかり付着しているなら、体力はあるものの、病気の勢いが強いために病気になっているのです。

舌苔がはがれやすいようなら、抵抗力や免疫力が落ちているということですので、まずは体力の補充を重視します。このように、治療方針の根本的な方向づけに関わることですので、舌苔の付着の様子も観察するようにしましょう。

●食生活の対策は……

このような舌苔の人は、まずは抵抗力や免疫力をつけるような食生活をしましょう。基本は、米、山イモ、サツマイモ、ジャガイモなどのイモ類、枝豆、グリーンピースなどの豆類、さらにイワシ、サケ、マグロ、ブリなどの魚介類、鶏肉などです。野菜や魚介類は、旬のものを意識的に食べるようにしましょう。さらに火を通して温かく、消化のよい状態に調理してください。

●生活習慣の対策は……

免疫力や抵抗力をつけるため、必ず朝食をとり、規則正しい生活を心がけましょう。

ろれつが回らない

【舌象／強硬】

←脳血管障害、高血圧が心配です。

舌が硬直して板のようになり、円滑な動きができなくなっています。ろれつが回らず、うまく発音できず、なめらかに話せません。舌は青みがかった色をしているかもしれません。一番心配なのは脳血管障害です。高血圧かもしれません。ふらつき、しびれ、めまい、筋肉の引きつり、けいれんなどの症状があれば要注意です。医師の診察を受けましょう。

また、感染症や炎症で高熱が出たときにも、この舌になることがあります。その場合は舌は赤く、赤い斑点がある場合もあります。さらに、過剰な体液が滞留して中枢神経の活動を妨げている可能性もあり、この場合は厚い舌苔がみられます。

◉食生活と生活習慣の対策は……

ホウレン草、セロリ、トマト、セリ、菊花、クコの実、ゴマなど、急な体調変化を鎮めて穏やかにさせる食材をとり、安静を心がけてください。

舌が弛緩して動きが悪い

【舌象／痿軟】

←栄養や体液が不足し、体力が落ちています。

舌がやわらかく弛緩しており、動きが悪くなっています。舌を出したつもりでも、実際には口からあまり出てきていません。体力が低下し、栄養や体液が不足している状態です。舌が白っぽい色をしている場合は、体力が衰えて栄養が不足していることをあらわします。疲れが相当たまっており、胃腸の機能が落ちています。無理が続いたのではないでしょうか。胃炎、貧血、自律神経失調症などが心配です。

舌が赤い場合は、必要十分な体液が不足していると思われます。のぼせ、顔面の紅潮、熱感、寝汗などの症状はないでしょうか。糖尿病、高血圧、脂質異常症、ぜんそくの悪化などに注意してください。

◉食生活と生活習慣の対策は……

山イモ、ゴマ、豆腐、鶏卵などで栄養や元気を養い、十分な休養をとりましょう。

舌がふるえる

【舌象／顫動】

神経系、ホルモン内分泌系の失調、体力の衰えが心配です。

舌を出すと、ピクピクとふるえます。しびれ、めまい、ふらつき、ふるえ、頭痛、のぼせ、目の充血、動悸、イライラなどの症状もみられます。中枢神経などの神経系か、ホルモン内分泌系の失調により、急な発病や体調変化が起こりやすくなっていると思われます。舌が赤いなら、高血圧、脳血管障害、自律神経失調症、甲状腺機能亢進症などが心配です。逆に、舌が白っぽいようなら、体力の衰え、胃腸機能の低下が考えられます。疲れやすい、気力が湧かない、声が小さい、ため息が出るなどの症状はありませんか。胃炎や貧血、免疫力の低下、がんが気になります。

◉食生活と生活習慣の対策は……

急な体調変化を予防するホウレン草、トマト、ゴマなどをとって体調を落ち着かせ、十分な休養をとってください。

舌を出すと曲がる

←中風の前兆か、脳卒中が心配です。

【舌象／歪斜】

舌を出すと、まっすぐ出したつもりでも曲がっています。中風の前兆かもしれません。脳卒中（脳血管障害）に注意してください。高血圧、動脈硬化が進んでいる可能性もあります。ふらつき、しびれ、めまい、筋肉の引きつり、けいれん、頭痛、動悸などの症状があれば要注意です。青みがかった色の舌がよくみられます。中風の後遺症でも、同じような舌があらわれます。

また、過剰な体液が滞って、中枢神経の活動を妨げている可能性もあります。この場合は、べっとりとした厚い舌苔がみられます。がんにも気をつけてください。

◉食生活と生活習慣の対策は……

ホウレン草、セロリ、トマト、セリ、菊花、クコの実、ゴマなど、急な体調変化を鎮めて穏やかにする食材をとり、十分に安静にするように心がけてください。

舌が痛む

← 体内に熱がこもっており、胃腸や神経系が不調です。

舌が痛むのは、炎症などがあって体内の熱が盛んになっているか、胃腸の不調を示しています。ストレスや環境変化で、気の流れが悪くなっている場合にもみられます。

舌が赤い場合は、熱の勢いが盛んになっています。口が渇く、冷たい飲み物を欲しがる、口臭が気になるなどの症状はありませんか。胃炎や胃潰瘍が気になります。イライラや不眠、自律神経の失調、神経症など、精神面の不調があるかもしれません。

舌が白っぽいようなら、胃腸の機能が低下していると思われます。食欲がない、元気がない、疲れやすい、下痢、便秘などの症状がみられます。こちらも胃炎や胃潰瘍、さらに消化不良、腸炎、肝炎、胆のう炎、胃下垂などが心配です。

◉食生活と生活習慣の対策は……

刺激の強い食べ物や過度のアルコールは控え、胃をいたわりましょう。

舌が乾き、口やのどが渇く

体液が不足しています。貧血、炎症などに要注意。

水分や栄養などの体液が枯渇しているか、熱の勢いが強いために舌が乾き、口、のどが渇きます。舌が白い場合は、栄養が不足しています。肌がくすみがちで、目が乾燥しやすく、抜け毛が増えます。貧血や生理不順に気をつけてください。

舌苔が薄い場合は、水分が不足していませんか。空咳は出ていませんか。気管支炎やぜんそく、鼻炎、扁桃炎などが心配です。

舌が赤い場合は、胃炎などの炎症の勢いが強いのかもしれません。慢性病の悪化や長期化で、体液が不足してきている可能性もあります。舌が紫色なら、血行不良です。口は渇いても、水分は欲しくありません。

◉食生活と生活習慣の対策は……

トマトやアスパラガスなどで体液を補いましょう。必要に応じて、マスクや加湿器も。

口が苦い

←熱や湿気の停滞で、炎症や神経系の不調が心配です。

口が苦いのは、からだの中に熱や湿気が充満しているときにあらわれやすい症状です。

舌が赤い場合は、炎症などの影響で、熱の勢いが盛んになっています。顔が赤い、よく汗をかく、冷たいものを欲しがる、口臭が気になる、尿の色が濃い、便が硬いなどの症状はないでしょうか。胃潰瘍、肝炎、胆のう炎、あるいはイライラや不眠症、自律神経失調症などが気になります。

舌がはれぼったい場合は、余分な湿気が体内に滞っています。吐き気、胃の不快感、腹部膨満感などがみられます。慢性胃炎や肝機能障害が心配です。

◉食生活と生活習慣の対策は……

余分な熱を冷ますトマト、キュウリ、冬瓜、余分な湿気を取り除く大根、里イモ、昆布を食べ、ウォーキングでからだを動かして熱を発散し、余分な水分を捨てましょう。

口の中が酸っぱい

←乱れた食生活のせいで胃腸が不調です。

口の中が酸っぱいのは、胃に熱がこもっている、あるいは胃腸機能がうまく働いていないことが考えられます。暴飲暴食や不規則な食生活が続くと、胃腸に負担がかかり、腹部膨満感、むかつきなどを感じるようになります。厚い舌苔が付着しているようなら、肝機能障害や脂質異常症が気になります。

舌が赤い場合は、胃に熱がこもっているのでしょう。口臭が気になるのではないでしょうか。胃潰瘍や肝炎が心配です。イライラや不眠も生じます。げっぷや胃のつかえがあるようなら、胃腸機能の低下が心配です。

◉食生活と生活習慣の対策は……

食べすぎ、飲みすぎを改め、消化のいい食品をゆでる、蒸すなどの調理法で食べて胃をいたわりましょう。寝る前二時間の食事は控えましょう。

口が粘る

←湿気の停滞か、胃腸の機能低下が心配です。

口が粘るのには、ふたつの原因が考えられます。

ひとつは過剰な湿気が停滞している場合で、厚い舌苔がべっとりとついています。むくみ、関節のこわばり、手足のだるさ、めまいなどはありませんか。痰が多いぜんそく、ジクジクタイプのアトピー性皮膚炎の人にもみられます。

もうひとつは、胃腸機能が低下している場合で、舌自体が白っぽい色をしています。たくさん食べられない、胃のつかえ、吐き気、げっぷなどの症状があるでしょう。胃炎、胃・十二指腸潰瘍、消化不良、腸炎、肝炎、胆のう炎、胃下垂などが心配です。

●食生活と生活習慣の対策は……

余分な湿気を追い出すには、大根、里イモ、昆布などを食べましょう。胃をいたわるには、消化のいい食品、調理法を心がけ、刺激物やアルコールは控えめに。

味がしない

←胃腸の機能が低下しています。

胃腸の機能が低下すると、味が薄く感じたり、味がしなくなったりします。

舌自体が白っぽい色をしている場合は、消化吸収機能が落ちていると思われます。食欲がない、元気がない、疲れやすい、気力に欠ける、下痢などの症状がみられます。胃炎、胃・十二指腸潰瘍、消化不良、腸炎、胃下垂などが心配です。

舌苔が白くて水っぽい場合は、冷えも加わって、これらの機能がさらに落ちています。厚い舌苔がべっとりとついている場合は、過剰な湿気や体液が体内に滞って胃腸機能が低下していると考えられます。胃がつかえ、胃でポチャポチャと音がします。

◉食生活と生活習慣の対策は……

米、オートミール、イモ類などを中心に、よく嚙んでゆっくり食べましょう。からだを温めるネギ、余分な水分を取り除く大根なども献立に加えましょう。

のどが赤くはれ、ときに痛む

←のどの炎症や、体液の減少が心配です。

のどに炎症ができて、はれたり、赤くなったり、化膿したりしています。舌が全体に赤くなっている場合は、冷たいものが欲しい、熱がある、汗が出る、口臭が気になるなどの症状があるでしょう。これは、炎症による熱が強いことをあらわしています。咽頭炎、扁桃炎、上気道炎、インフルエンザなどの炎症が進んでいる状態です。のどに黄色い膿が付着しているなら、熱の勢いは相当強いでしょう。

また、舌苔が乾燥している場合は、体液が減少しています。のども乾燥するため、乾いた咳、粘り気の強い痰、血の混じった痰がみられます。ほてりや寝汗も生じます。気管支炎、ぜんそくなどが慢性化しているかもしれません。

◉食生活と生活習慣の対策は……

ホウレン草、白キクラゲなどで水分を補い、刺激物やアルコールは控えめに。

のどがつまるような違和感がある

←脳血管障害、高血圧が心配です。

のどに何かがつまっているような、引っかかっているような、へばりついているような違和感があります。咳払いをしても、とれません。

舌苔が乾燥している場合は、水分の減少による体内の乾燥が原因と考えられます。のどの乾燥感、乾いた咳、粘り気の強い痰が出る場合があります。ほてりや寝汗も生じます。気管支炎、ぜんそくなどが慢性化している可能性があります。

舌苔が厚く水っぽいなら、過剰な湿気が停滞していると思われます。水っぽい咳や痰は出ませんか。吐き気や胃のつかえなど、胃炎の心配もあります。

また、ストレス、緊張、不安の影響で、この症状が生じる場合もあります。

◉食生活と生活習慣の対策は……

脂っこいもの、辛いもの、アルコールは控えめにして、軽い運動でストレスの発散も。

唇の色が白っぽい

←栄養状態がよくないか、エネルギーが不足しています。

唇の色が白っぽいのは、栄養やエネルギーが不足していることを示します。

栄養状態がよくないと、顔色が悪い、皮膚につやがない、爪が弱い、髪が細い、抜け毛が多い、目の乾燥、目のかすみ、まぶたがピクピクするなどの症状があらわれます。貧血、栄養不良、不眠症、不妊症などが気になります。カサカサして乾燥するタイプのアトピー性皮膚炎もみられます。こうした症状では、舌が薄くやせている場合があります。

エネルギーが不足していると、疲れやすい、元気がない、気力に欠ける、声に力がない、動悸、息切れ、食欲不振、消化不良などの症状があらわれます。慢性胃炎や腸炎、不整脈や狭心症などが心配です。この症状では、舌が大きくはれぼったい場合があります。

◉食生活と生活習慣の対策は……

山イモ、大豆、ゴマ、ウナギ、イワシがおすすめ。睡眠はたっぷりとるよう工夫して。

唇の色が紫色がかっている

←血行が悪くなっているか、からだが冷えています。

血液の流れがよくないか、からだが冷えていると、唇が紫色になります。

血液の流れがよくないと、顔色がどす黒くなり、皮膚につやがなくなり、カサカサしてきます。色素沈着ができやすく、にきびなら紫色で、にきび跡が残ります。アトピー性皮膚炎なら、患部の黒ずみがなかなか消えません。冷えのぼせ、末端冷え症などの症状もみられます。狭心症や心筋梗塞、肝機能障害、子宮内膜症などが心配です。

からだが冷えていると、手足やおなかの冷えだけでなく、頭痛、関節痛、腹痛、消化不良、下痢などの症状もみられます。かぜ、胃腸障害、座骨神経痛、肋間神経痛、鼻炎や花粉症、ぜんそくに注意してください。

◉食生活と生活習慣の対策は……

青背の魚、玉ネギなどで血流を改善し、ネギ、ショウガをとってからだを温めましょう。

唇が乾燥し、ひび割れたり、皮がむけたりする

← 脳血管障害、高血圧が心配です。

からだの水分や栄養が不足しているときに、あらわれやすい症状です。

舌苔も乾燥しているなら、水分不足です。コンコンという乾いた咳は出ませんか。気管支炎、インフルエンザ、ぜんそく、鼻炎、のどの炎症、扁桃炎、肺炎など、呼吸器や耳鼻咽喉科系の病気が心配です。胃炎、胃潰瘍、食道炎、膀胱炎なども気になります。

舌が白っぽい色をしているなら、栄養不足です。顔色が悪い、皮膚につやがない、爪が弱い、抜け毛が多い、目の乾燥、目のかすみ、まぶたがピクピクするなどの症状があらわれます。貧血、栄養不良、不眠症、不妊症などが気になります。

◉食生活と生活習慣の対策は……

トマト、キュウリ、アスパラガス、ゴマ、アンズ、ナシ、モモなどを食べて、水分と栄養を補いましょう。

唾液が多く、よだれが出る

←からだが冷えているか、熱がこもっています。

唾液やよだれの状態によって、ふたつのタイプが考えられます。

サラサラで、粘り気が少ない唾液やよだれが多く出る場合は、からだが冷えています。疲れやすく、元気がなく、むくみがちで、尿の回数が多く、便はやわらかめです。胃炎、胃潰瘍、腸炎、胃下垂、貧血の可能性があります。

粘り気のある唾液やよだれが多いときは、熱がこもっている場合です。顔が赤い、口臭や体臭が気になる、尿の色が濃い、便が硬い、イライラや不眠などの症状がみられることでしょう。肝炎、胆のう炎、腎炎、肺炎、化膿性疾患などが心配です。

◉食生活と生活習慣の対策は……

冷えている場合は、羊肉、鶏肉、クルミ、ネギ、ニラ、マグロ、エビなどを、また熱がこもっている場合は、キュウリ、トマト、ナス、冬瓜などを食べましょう。

唾液が少なく、歯が乾燥している

←体内に熱がこもり、体液が不足しています。

熱の勢いが盛んで、体液が不足しているときに、この症状がみられます。

舌が赤い場合は、体内で熱の勢いが強くなっています。顔が赤い、汗がよく出る、口が渇く、冷たい飲み物を欲しがる、口臭が気になる、尿の色が濃い、便が硬いなどの症状はありませんか。舌に赤い斑点や、点状の隆起があらわれることもあります。胃炎や膀胱炎、かゆみの強いアトピー性皮膚炎が気になります。

舌が乾燥している場合は、体液が少なくなっています。手のひらや足の裏のほてり、熱がからだにこもる感じ、微熱などの症状がみられます。糖尿病や高血圧、脂質異常症、甲状腺機能亢進症、痛風、肝炎、腎炎などの慢性疾患が気になります。

●食生活と生活習慣の対策は……

ホウレン草、アスパラガス、豆腐、キュウリなどで熱を冷まして水分を補いましょう。

歯茎がはれて、ときどき出血する

→炎症などの熱、または老化の影響による不調です。

歯茎のはれや出血は、熱の影響か、老化などにともなう機能低下でみられます。

舌が赤い場合は、炎症などの影響により、体内で熱の勢いが強くなっています。顔が赤い、口が渇く、口臭が気になる、尿の色が濃い、便が硬い、イライラ、不眠などの症状はありませんか。舌に赤い斑点があらわれることもあります。歯肉炎はもちろん、胃炎や肝炎、胆のう炎、腎炎、肺炎、化膿性疾患、アトピー性皮膚炎なども気になります。

舌が白っぽい場合は、老化、慢性疾患、過労、大病、生活の不摂生などにより、からだの機能が低下しています。冷え、脱毛、頻尿などもみられるでしょう。

◉食生活と生活習慣の対策は……

熱が盛んな人は、キュウリ、トマト、ナス、冬瓜などを食べましょう。老化など、機能低下が気になる人は、鶏肉、クルミ、ネギ、ニラ、マグロ、エビなどをどうぞ。

歯ぎしりをする

←炎症などによる熱の影響か、ストレスが原因です。

歯ぎしりの原因は、炎症などの熱や、ストレスです。

舌が赤い場合は、炎症などの影響により、体内で熱の勢いが強くなっています。顔が赤い、汗をよくかく、口が渇く、口臭が気になる、尿の色が濃い、便が硬い、イライラ、不眠などの症状はありませんか。歯肉炎、口内炎、胃炎、肝炎、胆のう炎、腎炎、肺炎、化膿性疾患、高血圧、自律神経失調症などが気になります。

また、ストレスや環境変化、不安、イライラが原因で無意識に緊張し、寝ている間にも緊張が続いて歯ぎしりをしてしまうケースもあります。

◉食生活と生活習慣の対策は……

熱が盛んな人は、キュウリ、トマト、ナス、冬瓜などを食べましょう。ストレスの軽減には、軽い運動や趣味の充実に積極的に取り組みましょう。

口臭が気になる

体内に熱、湿気がこもっているあらわれです。

からだの中に熱や湿気がこもっていると、口臭が発生します。

舌が赤ければ、炎症などの影響で体内で熱の勢いが強くなっています。赤ら顔、口が渇く、尿の色が濃い、便が硬い、イライラ、不眠などの症状があらわれます。歯肉炎、口内炎、胃炎、胆のう炎、化膿性疾患などが気になります。

舌苔が厚く、ネバッとしている場合は、体内に過剰な湿気が滞っていると考えられます。むくみや関節痛、めまいなどはありませんか。脂質異常症や高血圧、狭心症、脳梗塞、花粉症や鼻炎、ぜんそく、ジクジクタイプのアトピー性皮膚炎などが心配です。

暴飲暴食や不規則な食生活が続いても、口臭の原因となります。

◉食生活と生活習慣の対策は……

野菜中心の食生活を心がけましょう。寝る前の飲食は控えめに。

口内炎ができやすい

←炎症などによる熱が発散できていません。

口内炎は、からだの中に熱がこもっているときに発生します。

口内炎が赤くて痛みが強く、舌が赤い場合は、炎症などの影響で熱の勢いが強くなっていると考えられます。赤ら顔、口が渇く、尿の色が濃い、イライラ、不眠などの症状があらわれます。歯肉炎、化膿性疾患、高血圧などが気になります。

また、繰り返し口内炎ができる場合は、舌が乾燥しているならば体液が減り、相対的に熱が生じている状態です。糖尿病、高血圧、脂質異常症、腎炎などが気になります。

疲れると口内炎ができる場合は、からだの機能が低下して熱を発散できないのが原因です。慢性胃炎や腸炎、不整脈や狭心症などが心配です。舌は白っぽい色をしています。

◉食生活と生活習慣の対策は……

野菜を中心に、旬のものを食べましょう。疲れているようなら早めに休みましょう。

第二章

病気別にみる舌の症状

病気ごとにあらわれる舌の特徴をまとめました。
同じ病気でも、体質の違いなどにより、舌の症状はさまざまです。
自己診断に頼らず、これを手がかりにして専門家にみてもらいましょう。

この章では…

気になる病気と、舌との関係を知る

舌をみれば体内の状態がわかります。体内の状態がわかれば心配な病気がみえてきます。この章では、日本人にみられやすい病気十六種類を取り上げ、それぞれの病気の人にあらわれやすい舌象について解説しました。

この章では、だれもが気になる心配な病気を取り上げました。どの病気もさまざまな体質が関係しており、実際にはさまざまな舌の人がいるわけですが、ここでは特徴的な舌象一～三種類をイラストで示しました。これらはすべて第一章で解説した舌象です。筆者のこれまでの経験からも、病気ごとにみられやすい特徴の舌をあげています。

なお、老化防止の目的で漢方を飲む人も多いので、病気ではありませんが、老化の項目もここにあげました。

この章を読むと、同じ病気でも、ひとりひとり舌にあらわれる特徴はさまざまだということがわかると思います。たとえば糖尿病は血糖値が高くなる病気ですが、血糖値が上がるにはさまざまな体質が関係しているということです。食事制限などで血糖値を下げるだけでなく、根本的な体質の改善や悪化の防止をするために、舌を観察し、自分の体質を客観的にみてみるといいでしょう。

それぞれの病気の項では、病気と舌の関係だけでなく、生活習慣上の注意点や、おすすめの食材についても触れました。参考にしてください。

なお、病気がある程度重い場合、体質面から根本的に病気を改善するためには漢方薬など東洋医学的なアプローチが必要ですし、場合によっては西洋医学的治療も必要になります。また、それぞれの病気には、この章では解説しきれなかった舌象の人もいます。第一章でのセルフチェックと合わせ、気になることがあれば漢方や中医学の専門家にみてもらいましょう。

糖尿病

←舌が赤く、舌苔が黄色っぽい。

体内が乾燥するので舌も乾きます。舌の色や、舌苔の状態によって病状の違いを判別します。

糖尿病は血糖値が高くなる病気。漢方では、糖尿病の証は基本的に陰虚《いんきょ》（P182参照）と考えます。体液が不足して血液循環が悪くなり、体内を潤す働きが弱まる体質です。したがって、舌は乾燥します。また、体液が不足することで熱がこもるため、舌が赤くなったり、黄色い舌苔がついたりします。図1は、体液がかなり減り、熱の勢いが盛んなときの舌

こんな舌！

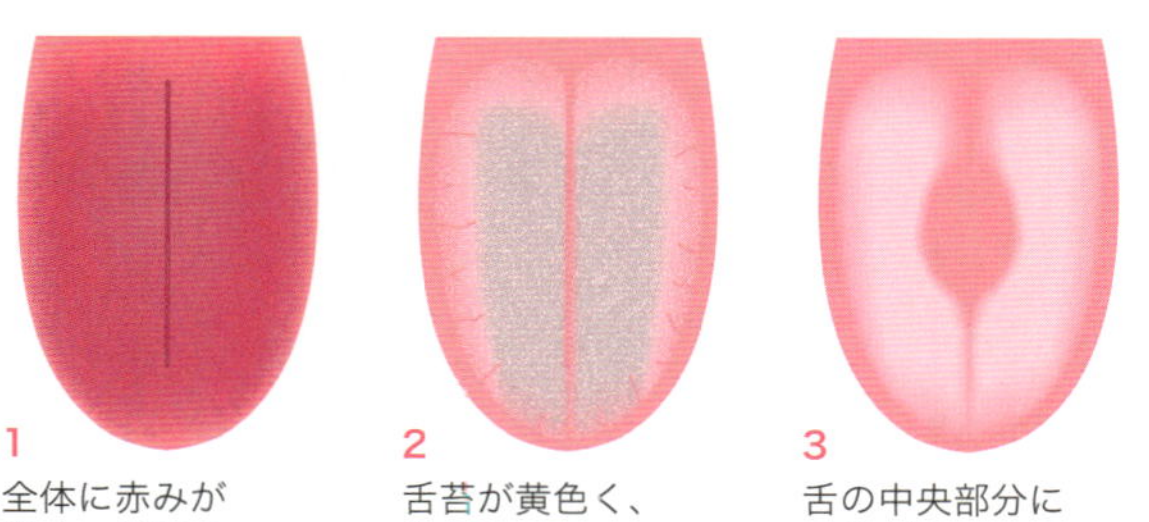

1
全体に赤みが濃く、深紅色
（P28参照）

2
舌苔が黄色く、乾燥している
（P66参照）

3
舌の中央部分に舌苔がない
（P102参照）

です。図2の場合は、ちゃんと食べているのに痩せてきます。また、図3の場合は、頻尿や足腰の衰えといった症状も出てきます。

●まずは糖尿病であることを自覚して

糖尿病の初期は自覚症状が少なく、油断しがちです。しかし糖分を多く含んだ血液は、知らず知らずのうちに血管を傷つけ、神経を弱らせます。放っておくと腎臓障害、神経障害、網膜症などの合併症を引き起こします。糖尿病は怖い病気だという自覚をまず持つようにしましょう。

●基本は運動と食事と体重のコントロール

糖尿病悪化予防の基本は、適度な運動と食生活の改善による体重のコントロールです。

●おすすめの食材

山イモ、黒豆など、体液を補う食材を意識してとりましょう。とくに山イモは、漢方では山薬《さんやく》とよばれる生薬でもあり、薬膳にもよく用いられます。日本では生のまま食べることが多いのですが、煮たり焼いたりするのもおすすめです。のどが渇いて冷たい清涼飲料が飲みたくなっても、糖質を大量に含んでいますから控えましょう。

高血圧

← **舌が乾燥している。**
裏側の血管が怒張している。

体内の潤いが失われて血管の柔軟性がなくなり、舌は乾燥し、血管が浮き出ます。

高血圧は、日本人に多い病気のひとつです。年齢とともに血管も老化するため、患者数が増加します。漢方では、高血圧になるベースには陰虚《いんきょ》（P182参照）体質があると考えています。年とともにからだから潤いが失われ、血管の柔軟性が失せていきます。したがって、舌も図1のように乾きます。血管

こんな舌！

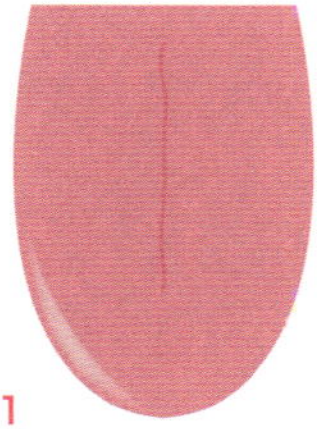

1
表面がツルツルで
光沢がある
（P46参照）

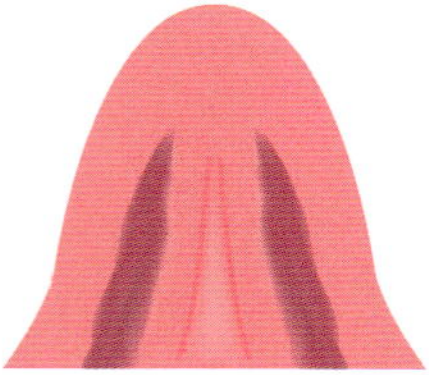

2
舌の裏の血管が
怒張している
（P50参照）

の老化に加え、血液がドロドロになっていると、図2のような状態になります。過度のストレスが続いて血圧が上がっている場合は、舌がふるえることもあります。

◉血圧が高いままでは心配です

高血圧を放置すると、動脈硬化が引き起こされます。血液の高い圧力に、血管が耐えるために血管壁が次第に厚くなり、血管の内部が狭くなります。これが動脈硬化です。この状態が続くと、脳や心臓の血管がつまりやすく、また破れやすくなります。高血圧は自覚症状が少ない病気ですが、心不全や脳卒中につながる恐ろしい病気です。

◉ストレス解消に軽い運動を

軽い運動をして汗を流せば、ストレスの解消だけでなく、肥満の予防にもなります。ストレスも肥満も高血圧の原因のひとつです。ただしハードな運動は、かえって血圧を上げることもありますので、自分の体力にあった運動を心がけてください。喫煙も厳禁です。

◉おすすめの食材

ホウレン草、山イモ、アスパラガス、ゴマなど、体液を補う食材を意識してとりましょう。もちろん塩分のとりすぎにも注意してください。

脂質異常症

← **黄色い舌苔がべったりと厚い。**

血中の中性脂肪、コレステロールが過剰です。重大な病気につながることもあるので要注意。

脂質異常症とは、かつて高脂血症とよばれた、血液中のコレステロールや中性脂肪の量が異常になる病気です。自覚症状がない場合が多いのですが、進行すると血管の内側にコレステロールなどが蓄積されて動脈硬化が起こり、血液の流れが悪くなります。放っておくと心筋梗塞や脳梗塞の危険が高まるので、注意が必要です。食生活の乱れや運動不足が主な原

こんな舌！

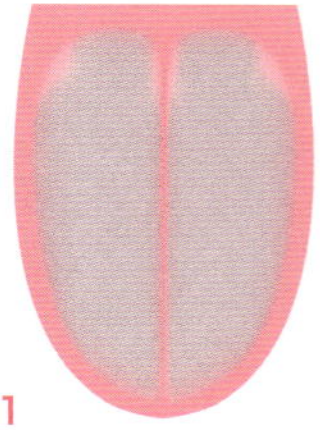

1
黄色い舌苔がべったりと厚い
（P68参照）

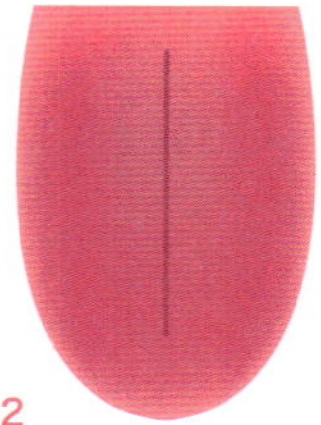

2
全体に赤みが濃く、深紅色
（P28参照）

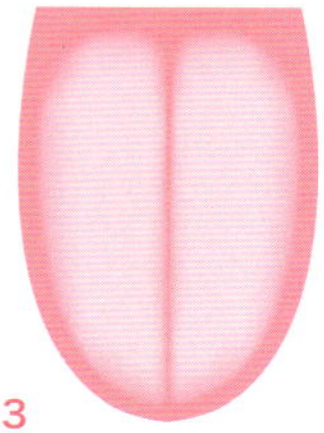

3
白い舌苔が厚く、粘っている
（P62参照）

因ですが、家族性の場合もあります。

脂質異常症でいちばん多い体質は、痰飲《たんいん》（P180参照）です。過剰な脂質を含んだ体液が体内を流れている状態です。それと同時に、余分な熱がこもりやすいため、図1のような舌苔があらわれます。さらに、この状態が長期化して心筋梗塞や脳梗塞になる可能性が高まると、図2のような舌がみられます。高血圧をともなう場合が多いでしょう。また、暴飲暴食が続いて脂質異常症になっている場合は、図3のような舌苔がみられることもあります。

◉食事のコントロールが基本中の基本

この病気のもとは、脂質のとりすぎです。自分のからだが必要とする以上の脂質をとり続けていると、いつの間にかこの病気になります。とくに美食の習慣のある人は要注意です。脂っこいものと甘いものを控え、体脂肪率を下げ、体重を減らしましょう。

◉おすすめの食材

豆腐、納豆などの大豆製品や、アジ、イワシ、サバなど青背の魚、昆布、ワカメなどの海藻類、山イモ、コンニャクなどの食物繊維が豊富な食材を、積極的にとりましょう。

うつ病

↑舌が白っぽい。舌苔がはがれている。

生命エネルギーの不足が原因かもしれません。舌の色、舌苔の剝離に気をつけて。

抑うつ気分や不安感をともなう精神的な病気です。はじめのうちは、やる気が起きない、ボーッとする時間が増えた、口数が少ないなどの症状があらわれます。そして、今まで楽しめていたことが楽しめない、頭が回らない、会社や学校を休みがちになる、むなしい、自分に価値がないと思う、不眠、摂食障

こんな舌！

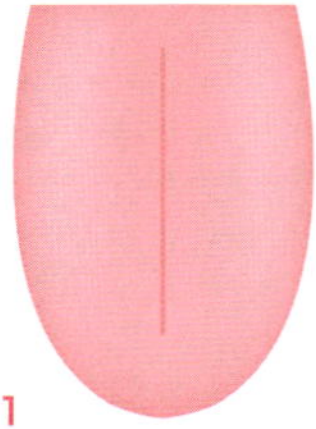

1
赤みが薄く、白っぽい
（P24参照）

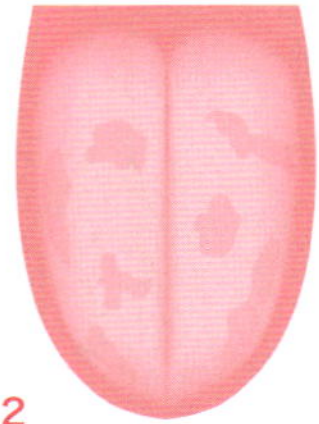

2
舌苔が部分的にはがれている②
（P108参照）

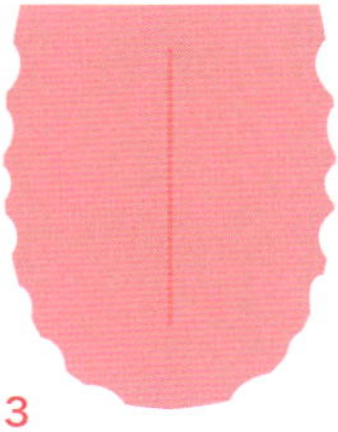

3
ふちに歯形がついている
（P38参照）

害などの症状が出ます。

漢方では、うつ病の根本には生命力や生命エネルギーが不足する気虚《ききょ》（P170参照）体質があると考えます。心とからだは切っても切れない関係にあるので、エネルギー不足によって精神活動も低下するのです。舌の状態が図1の場合は、疲れやすい、不安感などの症状がみられます。病気が進むと、図2のようになり、胃の不調、パニック障害もみられます。また、過剰な水分が気の流れを邪魔して発病することもあり、その場合は図3のような舌になり、だるさ、吐き気、頭が重いなどの症状をともないます。

●ゆっくりと回復させていきましょう

基本的に生命力が低下していますので、無理をする必要はありません。自分のペースでゆっくりと回復させましょう。休養、軽い運動、規則正しい生活などが望ましいですが、毎日が無理なら、あまりとらわれず、できそうな日から始めましょう。

●おすすめの食材

生命力を補う食材をとりましょう。山イモ、サツマイモなどのイモ類、枝豆、空豆、グリーンピース、大豆などの豆類、タコ、アナゴ、ウナギなどの魚介類が効果的です。

脳梗塞、脳出血

舌が赤く、はれぼったい。
脳の血管に問題があるかもしれません。
兆候があれば医師の診察を受けましょう。

ともに脳の血管の障害により生じる病気（脳卒中）です。脳梗塞は、脳の血管に動脈硬化が起こり、血のかたまり（血栓）がつまって血液がスムーズに流れなくなる病気です。脳軟化症ともよばれます。血行の悪化により脳細胞が壊死し、さまざまな障害が生じます。そして脳出血は、脳の血管から出血する病気です。くも膜下出血もあります。

こんな舌！

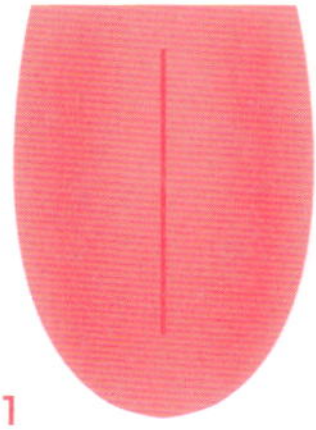

1
全体に赤みを
帯びている
（P26参照）

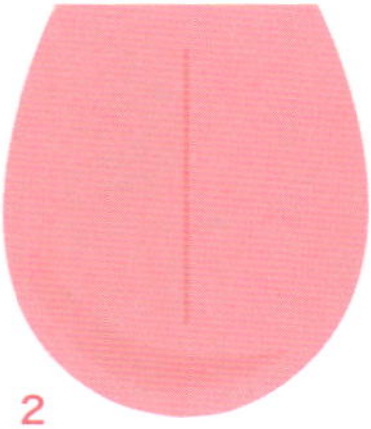

2
大きくて、
はれぼったい
（P36参照）

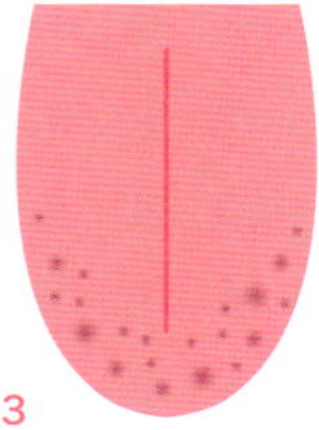

3
点状の隆起や
赤い斑点がある
（P42参照）

脳梗塞、脳出血の根本にあるのは、内風《ないふう》（P184参照）の体質です。これは、本来、穏やかに流れているべき血液が、突然コントロールできなくなる証です。この証では多くの場合、舌は図1のように赤くなります。さらに、ろれつが回らない、舌がふるえる、舌を出すと曲がるなどの症状もあらわれます。からだのしびれ、足のふらつきのある人は、医師の診察が必要です。また、動脈硬化があきらかな場合は、舌は図2のようになります。脂質異常症、高血圧、喫煙、肥満などの影響で体液が滞っています。また、図3のような舌の場合は、突然の頭痛や出血に見舞われて、脳血管障害になってしまう心配があります。

◉元気なつもりでも要注意

これらの病気は、元気なつもりでも突然発症します。一九四八年以来、ずっと日本の死亡原因の三位以内に入っています（二〇〇九年の厚生労働省統計より）。疲労の蓄積、ストレス、寒冷刺激などでも生じます。高齢者はとくに気をつけてください。

◉おすすめの食材

ホウレン草、トマト、ゴマ、春菊、菊花、クコの実、金針菜、イカ、クラゲ、アワビ、スッポンなど、急な体調変化を鎮めて穏やかにさせる効果のある食材をとりましょう。

狭心症、心筋梗塞

←

紫色で、舌苔が分厚い。

心臓の血行悪化が原因です。舌の色や舌苔だけでなく、血管や斑点にも注意して。

ともに虚血性心疾患といわれる心臓病です。心臓を取り巻く血管（冠動脈）が動脈硬化によって狭くなり、血行が滞ることが主な原因です。狭心症は、一時的に心臓の筋肉に十分な血液が供給されなくなって起きます。心筋梗塞は、その血液の流れが完全に止まり、心臓の細胞が死んでしまう病気です。

漢方では、血流の悪化の根本には、血瘀《けつお》（P17

こんな舌！

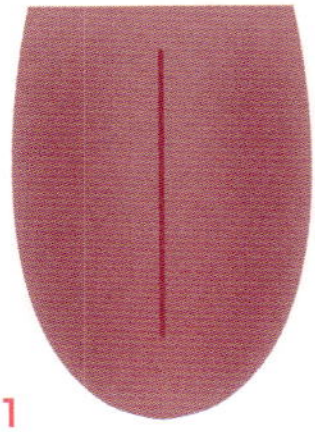

1
全体に紫色
（P30参照）

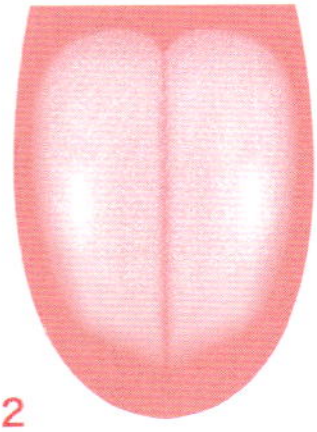

2
粘った舌苔が
厚くついている
（P96参照）

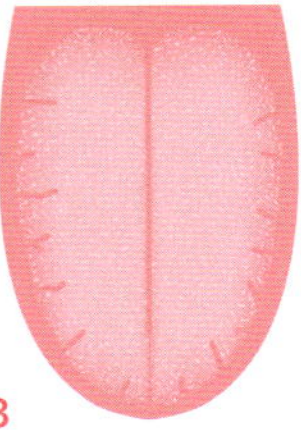

3
舌苔の乾燥が進み、
ざらついている
（P90参照）

8参照）の体質があると考えます。この体質は、図1のように舌全体が紫色をしています。深紅色、あるいは青い色の場合もあります。舌の裏側の血管が怒張したり、舌の表面に紫色の斑点ができていたりすることもあります。また、動脈硬化の原因となる血中コレステロールが多い場合は、図2のような舌苔がつきます。心臓や胸の圧迫感があれば、注意してください。さらに、動悸、息切れなどの症状が出ている人は、図3のような舌苔がみられる場合もあります。動いたときに不整脈が出るなら要注意です。

◉タバコは厳禁です

心臓病の三大原因は、脂質異常症、高血圧、喫煙です。タバコはやめましょう。

◉軽い運動で肥満とストレスの解消を

心疾患は、がんに次いで日本の死亡原因の二位です（二〇〇九年の厚生労働省統計より）。肥満やストレスがあると、かかる確率が上がります。適度な運動で予防を心がけましょう。

◉おすすめの食材

酢を使った料理や、玉ネギ、アジ、イワシ、サバなど青背の魚を食べて、血液の流れをよくしましょう。

胃炎、胃潰瘍、十二指腸潰瘍

←舌苔が奥のほうにだけある。
部分的にはがれている。

胃の症状は舌に細かにあらわれます。舌苔が黒くて薄い場合も要注意。

漢方では、胃炎、胃・十二指腸潰瘍は熱の症状と考えるので、まずは舌が赤いかどうか、舌苔が黄色いかどうかをチェックするのが基本です。同時に、図1～3のような症状の有無により、熱以外の原因

こんな舌！

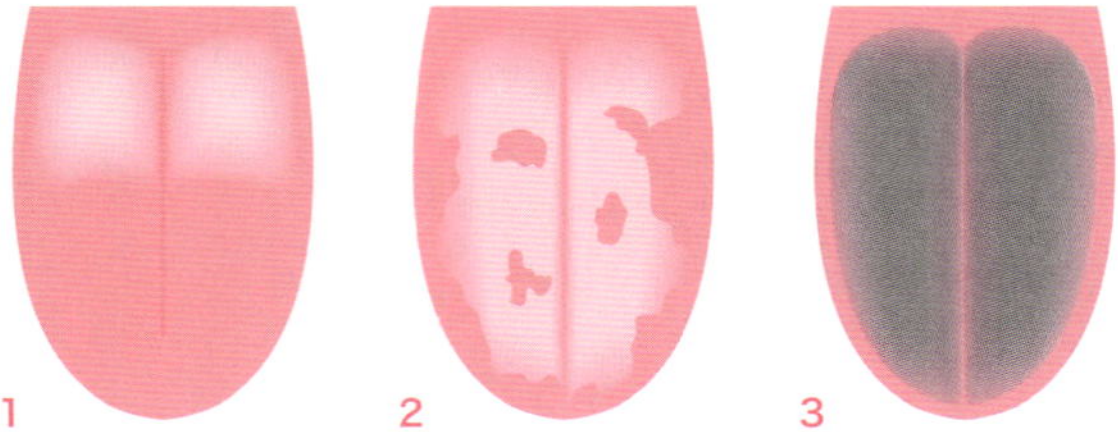

1
舌の奥のほうに
舌苔がある
（P100参照）

2
舌苔が部分的に
はがれている①
（P106参照）

3
舌苔が黒く、
薄くついている
（P76参照）

や体質のせいで胃の不調が生じている可能性を探ります。

図1の場合は、胃腸の機能が低下しています。何らかの原因で胃に大きな負担がかかっていると思われます。図2の場合は、胃粘液が不足し、胃壁を守りきれずに炎症や潰瘍ができています。食道炎の可能性もあります。胃の中の状態と同じように舌の水分も不足しているために、舌苔がはがれているのです。図3は、胃が冷えて胃炎や潰瘍になっている場合です。吐き気をともなうことが、よくあります。おなかを温めると楽になるようなら、この体質です。

◉ストレスも原因になります

胃潰瘍の原因のおよそ八割は、精神的なストレスといわれています。仕事や人間関係のストレスはだれにでもあることでしょうが、それらにばかり時間や労力を費やして思い悩むより、趣味やスポーツなど、自分が好きなことでストレスを解消しましょう。

◉おすすめの食材

胃腸をいたわりつつ消化吸収機能をととのえていく食材には、イモ類、オートミール、ニンジン、豆類、カリフラワーなどがあります。野菜は温野菜がおすすめです。

肝機能障害、肝炎

← 舌が薄くやせている。青っぽい色をしている。

肝臓で行われる栄養素の代謝や血行が滞るため、舌がやせて青っぽくなってきます。

肝臓は、栄養素の代謝をしたり、消化液を作ったり、有害物質を解毒したりと、実に多くの機能を担っています。肝臓が障害を受けると、GOT（AST）やGPT（ALT）などの検査値が高くなり、放置すると肝臓の機能が低下し、慢性肝炎から肝硬変、肝がんへと移行していく心配もあります。

こんな舌！

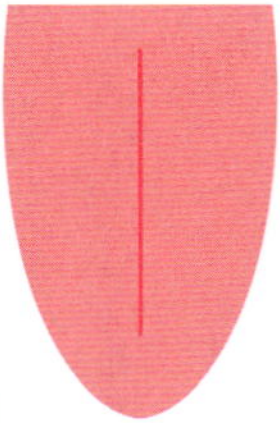

1
舌が薄く
やせている
（P40参照）

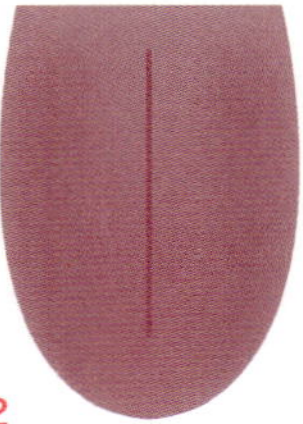

2
赤みがなく、
青っぽい
（P32参照）

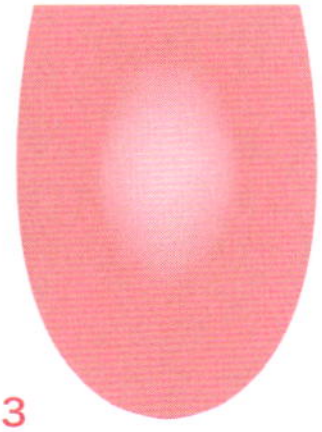

3
舌の中央にだけに
舌苔がある
（P104参照）

漢方では、肝臓は血液や栄養を蓄えて調整する働きを持つものととらえています。これは、栄養素の代謝や、グリコーゲンを蓄えて血糖値をコントロールするといった肝臓の働きに相当します。肝機能が低下し、この働きが弱くなると、体内の栄養が不足するため、図1のような舌になります。さらに、肝臓の血流が悪くなると、図2のような舌になります。図3は、暴飲暴食によって肝機能障害となった場合にみられる舌苔です。脂肪肝が心配されます。

◉休養を十分にとり、お酒はほどほどに

肝機能障害や肝炎の原因は、アルコールの飲みすぎ、食べすぎ、肥満、脂肪肝、肝炎ウイルス、薬剤などです。肝臓が障害を受けても、はじめのうちは自覚症状がほとんどなく、あっても腹部の不快感、倦怠感、食欲不振、吐き気くらいですが、悪化すると困ります。日頃から、肝臓に負担をかけすぎないようにしてください。

◉おすすめの食材

肝臓をいたわる納豆などの大豆製品、シジミなどの貝類、イカ、タコ、そして旬の野菜、海藻類なども欠かさずにとりましょう。良質の食品をとり、動物性の脂肪は控えめに。

がん

舌に生気がなく、やわらかい。

免疫力、生命力の低下が舌にあらわれます。舌がふるえたり、曲がったりする場合も。

日本でいちばん多い死因は、がんです。一九八一年以来、ずっと死因の一位です（二〇〇九年の厚生労働省統計より）。がん細胞は、健康な人の体内でも、毎日およそ三千個発生するといわれ、だれにでもがんになる可能性があります。がんになるか、ならないかは、その人のもつ免疫力に大きく依存しています。

こんな舌！

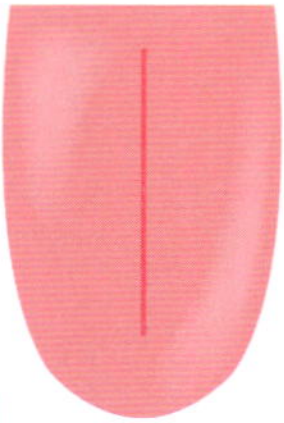

1
しっとりしていて
やわらかい
（P34参照）

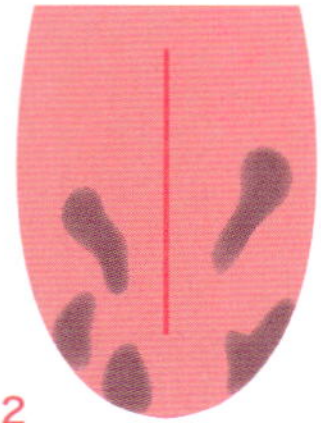

2
紫色の斑点がある
（P48参照）

免疫力や生命力が弱い人は、舌も同じように元気がなく、生気がありません。乾燥して枯れた状態で、舌を出すとふるえたり、まっすぐ出せずに曲がったりすることもあります。免疫力が高いと舌は引き締まっていますが、弱っていると図1のように舌も軟弱です。また、がんになると、多くの場合血流が悪化するので、図2のような斑点がみられます。なお、がんの勢いが強い場合は、赤い舌をしていたり、黄色い舌苔がついていたりします。どの場合も、がんの勢いを鎮めていくと同時に、病巣の拡大や転移を防ぐために、抵抗力を高め、免疫力を維持することが大切です。

◉規則正しい生活が基本

生活のリズムが安定していると、からだが安心し、免疫力が発揮されやすくなります。起きる時間、寝る時間、食事の時間が、毎日だいたい同じになるようにしましょう。

◉おすすめの食材

抵抗力や免疫力をつける基本的な食材は、米、山イモなどのイモ類、枝豆、グリーンピースなど豆類、さらにイワシ、サケ、マグロ、ブリなどの魚介類や、鶏肉などです。野菜や魚介類は、生命力が宿っている旬のものを意識的に食べるようにしましょう。

アトピー性皮膚炎

←舌が割れて溝ができている。赤くなっている。

乾燥タイプ、ジクジクタイプなど、症状によって舌の状態も変わります。

アトピー性皮膚炎の人の皮膚は、敏感です。一般に乾燥していて、外部からの刺激に対するバリア機能が低下しています。冬の乾燥、夏の汗、ハウスダスト、ダニなどにデリケートに反応し、かゆみが生じてしまいます。

アトピー性皮膚炎の根底にあるのは、乾燥体質で

こんな舌！

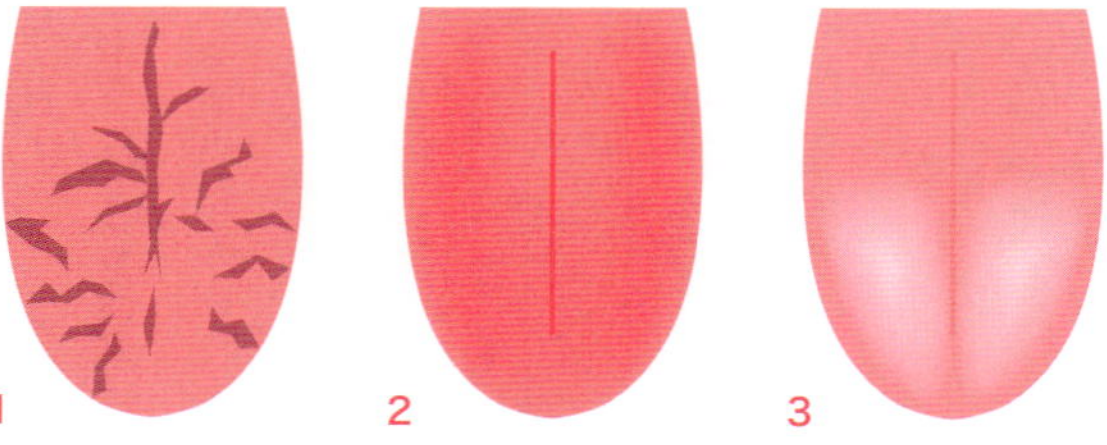

1
舌が割れ、
溝ができている
（P44参照）

2
全体に赤みを
帯びている
（P26参照）

3
舌の前だけに
舌苔がある
（P98参照）

す。この影響で多くの場合、舌も乾燥しています。乾燥が長期化すると、図1のように舌の表面が割れてしまいます。舌苔も乾燥し、亀裂が入る場合もあります。図2は、かゆみがひどく、あちこちにかゆみが移動する人にみられます。図3は、子どものアトピー性皮膚炎によくみられる舌です。また、ジクジクするタイプのアトピー性皮膚炎の場合は、ベトッとした厚い舌苔や、はれぼったい大きな舌がよくみられます。さらに、ひじの内側やひざの裏をかきむしったあとが黒ずんでしまう場合は、紫色の舌や紫色の斑点があらわれます。ストレスやイライラでかゆみが増す人も、同じような舌がみられることがあります。

●肌を清潔に、かゆみ対策を

汗やほこりで汚れた肌は、お風呂できれいに流しましょう。皮膚をかいてしまうと、ますます皮膚が敏感になり、治りがおそくなるのがこの病気の悩ましいところです。保湿剤などを活用して皮膚を落ち着かせ、なるべくかかないようにしましょう。

●おすすめの食材

体内に水分を補うには、ホウレン草、ゴマ、山イモ、白キクラゲ、豆腐、スッポンなどの食材がおすすめです。水をたくさん飲んでも皮膚が潤うわけではありません。

湿疹、じんましん、にきび

舌苔が褐色で、舌は薄くやせている。

皮膚は内臓の鏡。体内の状態があらわれます。舌をみることでトラブルの原因を探ります。

皮膚は内臓の鏡といわれるように、体内の不調が皮膚のトラブルとして表面化していることがよくあります。とくに、体内に熱がこもっていたり、栄養や水分が不足していたりすると、肌に症状が出てきます。暴飲暴食も、美肌の敵です。

こんな舌！

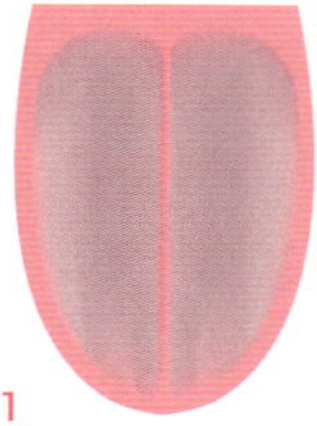

1
舌苔が
褐色や焦げ色である
（P70参照）

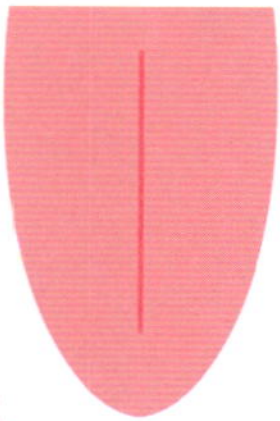

2
舌が
薄くやせている
（P40参照）

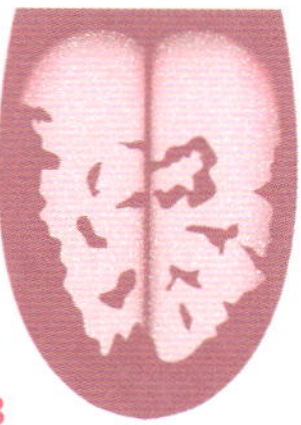

3
おからのような
舌苔がある
（P94参照）

赤くただれ、かゆみがひどい湿疹の場合、また、じんましん、にきびが真っ赤で勢いがあり、化膿している場合は、いずれもからだに熱がこもっているため、図1のような舌がみられます。赤い斑点や隆起もあるかもしれません。また、乾燥してかゆみがつらい場合は、図2のような舌になります。舌も乾燥し、光沢があるかもしれません。このタイプの場合、にきびはフェースラインにできやすいでしょう。図3は、暴飲暴食や食生活の乱れが原因で皮膚のトラブルが生じている場合にみられます。熱と湿気が体内に充満しているので、ジクジクしたタイプの湿疹やじんましんが生じます。

◉赤くただれているなら

お風呂はぬるめの温度にし、アルコールは控えめにしましょう。

◉乾燥していて、かゆみが強いなら

無理せずしっかり休養をとり、消化のよいものを食べるようにしましょう。

◉おすすめの食材

暴飲暴食が原因の場合は、野菜を中心にした食事を心がけましょう。急がずに、よく噛んで食べ、腹八分を目標にしてください。

鼻炎、花粉症、ぜんそく

← 舌苔が湿っている。
乾燥して黒い場合もある。

**冷え、乾燥などの体質が関わっています。
舌の状態でトラブルのタイプがわかります。**

鼻炎、ぜんそく、花粉症といったアレルギー性の病気は、冷えやすい体質、乾燥しやすい体質と関係があるケースが多くみられます。

冷えやすい体質の人には、図1のような舌苔がよ

こんな舌！

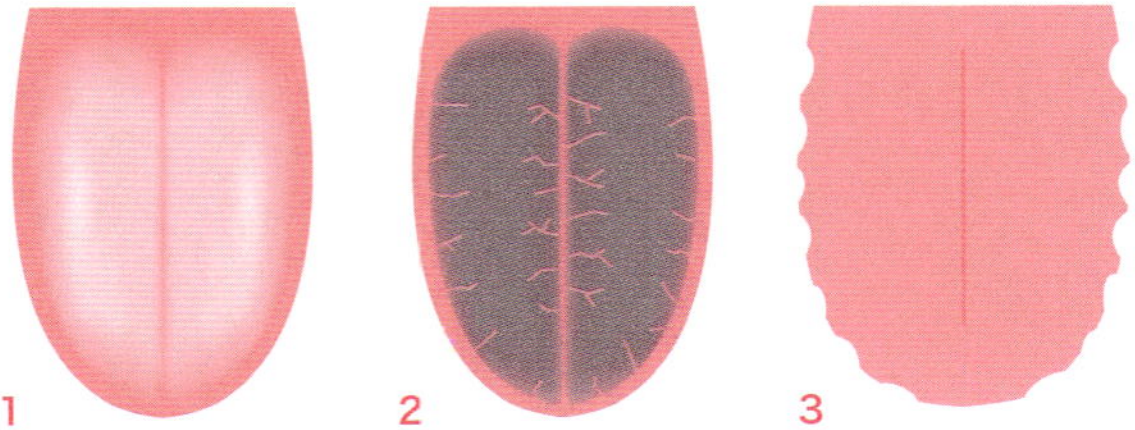

1
舌苔が白く、
湿っている
（P54参照）

2
舌苔が黒く、
乾燥している
（P78参照）

3
ふちに
歯形がついている
（P38参照）

くみられます。舌が青や紫色をしている場合もあります。鼻炎や花粉症なら、水のように粘り気のない、透明な鼻水がタラタラと出ます。ぜんそくなら、サラサラした透明か白い痰がたくさん出ます。また、乾燥しやすい体質の場合は、図2のような舌苔がみられることがあります。のどや鼻の奥に、乾燥や熱を感じることが多いでしょう。鼻炎なら、粘り気があって黄色い鼻水が出て、鼻づまりがつらい場合もあります。ぜんそくなら、黄色くて粘る痰が出て、苦しいときには呼吸が速く荒くなります。粘膜がかなり弱くなっている可能性があります。図3は、疲れたときに咳、痰、鼻水などが出やすい人によくみられます。子どもの鼻炎やぜんそくでも多い舌です。日頃からあまり元気がなく、胃が弱くて下痢しやすい人に多いと思われます。

◉冷え、乾燥の対策は

冷えやすい人は、足湯や腰湯がおすすめです。首まわりも冷やさないようにしましょう。乾燥しやすい人は、加湿器やマスクで、乾燥した空気が鼻や肺に入らないように。

◉おすすめの食材

疲れたときに症状が出やすい人は、イモ類、豆類を、温かい料理で食べましょう。

不妊症

舌苔が湿っぽい。
表面に光沢がある。

冷え症か、栄養状態の悪さが考えられます。ストレスで舌が紫色になっているケースも。

女性の不妊症の主な原因は、卵子が丈夫に育たないことと、卵のベッドとなる女性のからだに元気がないことです。図1のような舌は、基礎体温が低いままの人や、高温期が不安定な人にみられます。そもそも生理不順なので妊娠しにくい、というケースもあります。せっかく妊娠しても流産しやすい場合

こんな舌！

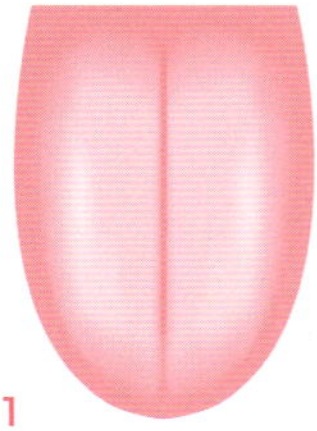

1
舌苔が湿っぽい
（P86参照）

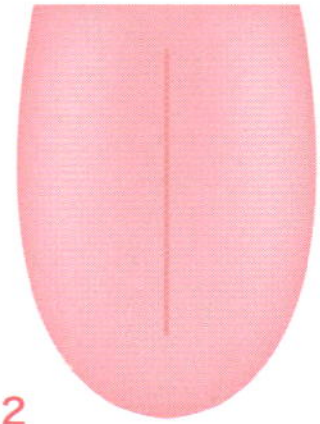

2
赤みが薄く、
白っぽい
（P24参照）

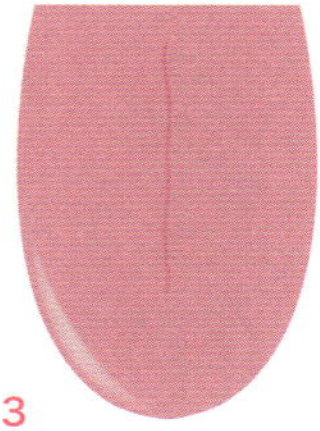

3
表面がツルツルで
光沢がある
（P46参照）

もこのタイプです。冷え症で、腰にカイロを当てると楽になりませんか。男性側の不妊で精子の数や運動率に問題がある人にも、このような舌がみられます。

図2は、栄養状態がよくないために、なかなか妊娠に至らない人に多くみられる舌です。子宮内膜が十分厚くならないため、受精卵が着床しにくくなっています。図3は、卵子の発育が悪いために授精しにくい人にみられます。丈夫な卵子が育っていません。また、そのほかに卵管が狭くなっていて妊娠しにくい場合は、骨盤内で炎症が起こっている可能性があり、舌全体が赤い色をしています。ストレスの影響でなかなか妊娠しない人も多く、その場合は舌が紫色になっているかもしれません。

◉冷えやすい人は

足湯や腰湯がおすすめです。日常生活では、おなか、腰、足を冷やさないようにしましょう。

◉おすすめの食材

旬の野菜や魚介類をバランスよく食べて、とにかく栄養をつけましょう。野菜は生より温野菜でどうぞ。

更年期障害

舌苔が乾燥し、黒い場合もある。
のぼせ型、冷え症型、イライラ型など、
タイプによって舌の状態が違います。

更年期障害は、女性ホルモンの減少や自律神経の失調にともなって生じる、さまざまな症状です。閉経前後の五十歳あたりであらわれるのが一般的ですが、三十歳前後であらわれるケースもあります。

図1は、のぼせ、発汗などのホットフラッシュがつらい人にみられることがあります。舌は薄く、やせて赤く、舌苔は黒く、舌に赤い斑点や隆起がみら

こんな舌！

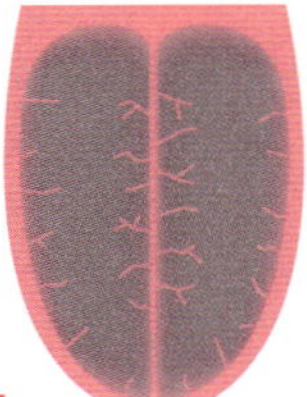

1
舌苔が黒く、
乾燥している
（P78参照）

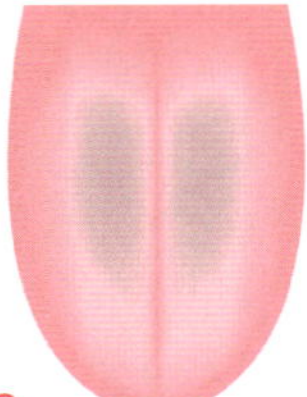

2
白い舌苔の上に
黄色い苔がある
（P72参照）

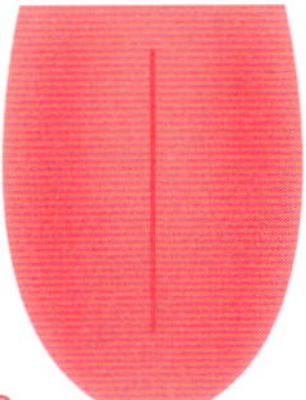

3
全体に
赤みを帯びている
（P26参照）

れることもあります。女性ホルモン量の低下とともに、体液が減少し、熱がこもりやすくなっていることをあらわしています。これとは逆に、更年期に冷える人もいます。疲れやすくて気力に欠け、階段の昇り降りなどですぐに息切れや動悸がします。寒がりで頻尿です。こういう場合には、図2のような舌苔がみられることがあります。舌がはれぼったくて白っぽい場合もあります。図3は、イライラ、情緒不安定、不眠、肩こりがひどいタイプの人にみられる舌です。自律神経の失調が関係していると思われます。

◉ホットフラッシュがつらい人は

働きすぎや疲労の蓄積に気をつけてください。十分な睡眠が大切です。

◉冷えや疲れがひどい人は

運動不足ではありませんか。意識してからだを動かすようにすると、血行がよくなります。散歩や軽いストレッチなどでも効果があります。

◉おすすめの食材

イライラや肩こりがつらい人は、ホウレン草、春菊、スッポン、酢の物などで、体液を補って気の流れをよくしましょう。

老化

舌苔が乾燥している。
舌が割れ、溝がある。
↓
舌苔が乾燥し、割れて溝ができてくると
老化が進んでいることをあらわします。

老化は病気ではありませんが、元気で若々しく、年相応に美しく年齢を重ねることは、高齢社会において多くの人の望むところです。

年をとるとからだの機能が低下し、はじめは舌苔は白くて水っぽくなることが多いのですが、これが進んで水分循環の機能までもが衰えてくると、図1

こんな舌！

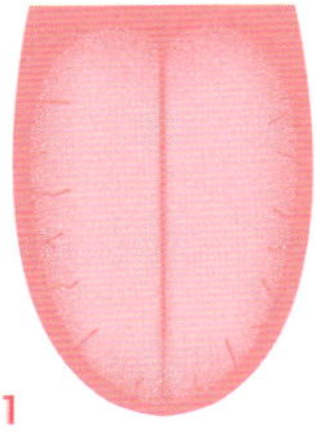

1
舌苔が
乾燥している
（P88参照）

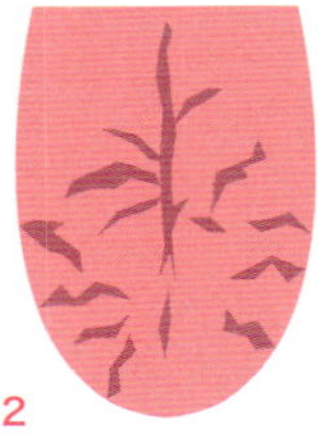

2
舌が割れ、
溝ができている
（P44参照）

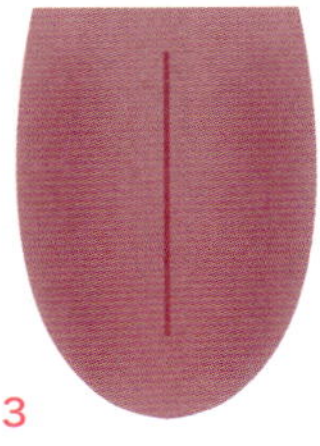

3
全体に紫色
（P30参照）

のように、乾いた舌苔があらわれます。上半身は乾燥気味ですが、逆に下半身は冷え、むくみやすいかもしれません。足腰がだるいと思われます。これとは別に、だれでも年とともにからだの水分が減少するのですが、さらに持病があると、図2のような舌があらわれることがあります。糖尿病、高血圧、脂質異常症などの慢性病を長くわずらっている人に多くみられます。舌自体は赤い色をしているでしょう。

また、脳卒中や心臓病で倒れたのを契機に、グッと老け込むことがよくあります。脳卒中と心臓病は、がんとともに三大死因といわれますが、いずれも血管の老化、動脈硬化と深い関係にあります。図3のような舌をしているなら、かなり注意が必要です。舌の裏側の血管が怒張している場合も要注意です。

◉からだを動かさないと、老け込むばかりです

無理のない範囲で、からだを動かしてください。散歩や軽いストレッチなどで、十分です。からだがほぐれ、血行がよくなります。

◉おすすめの食材

旬の野菜や果物、魚をどうぞ。胃が丈夫なら、脂身が少なめの肉類もいいでしょう。

冷え症、貧血

↑舌も舌苔も、白っぽい。

血行が悪い、胃腸が弱いことが冷え症や貧血につながっています。

こんな舌！

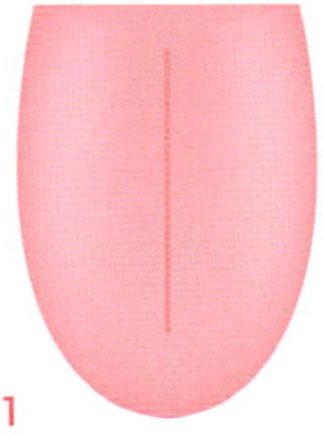

1
赤みが薄く、白っぽい
（P24参照）

ちょっと寒いとすぐに冷え、冷房が苦手、手足の先が冷たいという冷え症では、図1のような舌がよくみられます。これは、血行が悪く、貧血の体質であることをあらわしています。また、胃腸が弱く、食事から十分な体温や血液が作れないために冷え性や貧血になっている場合は、舌のふちに歯形がつくことも。さらに、慢性的な寒がりで腰から下が冷える場合は、舌苔が白く、水っぽい舌、冷えのぼせの場合は、紫色の舌がよくみられます。

◉おすすめの食材

からだを温める羊肉、鶏肉、ネギ、ニラ、エビ、マグロなどがおすすめです。

第三章
自分の体質・傾向を知る
——代表的な「証」8種

証とは、中医学の大事な概念です。
体質、症状、病状などをトータルでとらえ、治療の根幹となります。
舌の特徴から判断しやすい、代表的な8の証を紹介します。

自分の「証」とは

●証とはなにか

病気には、「原因」があり、「症状」があります。例えば花粉症の場合、原因にはアレルギー体質があり、症状には鼻水、鼻づまり、くしゃみ、目のかゆみなどがあります。花粉は、発病の「引き金」に当たります。花粉が飛んでいない時季に花粉症の症状が出ないのは、花粉症が治ったからではなく、引き金となる花粉との接触がないだけです。原因であるアレルギー体質が改善されたわけではありません。

「証」とは、この「原因」にあたる部分です。その人の体質であり、同時に症状や病状も包括する、中医学の概念です。

●病名よりも、証が大事

中医学では、証を重視します。カウンセリング（問診）や舌の観察をして証を判断し、証が決まれば治療方針や処方が決まります。これが「弁証論治」という中医学の基本です。

なぜ証が大事かといえば、同じ病気でも証が違えば処方が異なるからです。花粉症の場合、症状が水っぽい鼻水やくしゃみなら実寒《じつかん》などという冷えの証、鼻づまりなら津虚《しんきょ》などという乾燥の証です。同じ花粉症でも証が違えば処方が変わります。これを「同病異治」といいます。病気を根本的に体質から改善するには、病名より証が大事なのです。

◉自分の証を知る手がかり

次ページ以降に、舌をみることで判断しやすい「証」のいくつかを解説しました。各証でよくみられる特徴、症状を載せましたので、自分がどのような証かを知る手がかりにしてください。ただし、これだけでは証を確定できないこともあります。例えば、気虚《ききょ》の証の特徴や症状にあてはまらなくても、よく調べると実は気虚だ、という場合もあります。本来、証は十や二十の症状の有無だけで単純に決まるものでなく、舌の観察を含め、多岐にわたって複合的に確認することが必要なのです。

また、ひとりの人が、いくつかの証を兼ね備えている場合もあります。自分が複数の証の特徴や症状にあてはまる、という場合です。もし、チェック項目が複数の証にまたがる場合は、それらの証のどれもが関係している可能性があると理解してください。

気虚《ききょ》

【舌の特徴】

全体に白っぽく、ややぽっちゃりしている。
症状が進むと、やわらかくて生気がなくなってくる。
舌苔は白く、部分的にはがれていることもある。

舌の特徴に加え、左の項目が5つ以上あてはまったら**気虚**の傾向があります。

- □疲れやすい
- □元気がない
- □気力に欠ける
- □声に力がない
- □すぐに動悸がする
- □息切れがしやすい
- □汗をじわっとかきやすい
- □ふらつきやすい
- □食欲がない
- □消化不良気味だ
- □おなかがシクシク痛む
- □かぜをひきやすい

この証は……

生命エネルギーの不足が心配です。生活リズムと食生活をととのえましょう。

「気」は生命力や生命エネルギーに近い概念で、人が生きていくうえで欠くことのできない重要なものです。これが不足している証が気虚です。疲労の蓄積、食事の偏り、睡眠不足、胃腸機能の低下などにより生じます。かぜをひきやすく、治りにくい人が多く、これは免疫力が落ちているからです。また、胃炎や腸炎、不整脈、ぜんそく、貧血、低血圧、自律神経失調症などの病気が長期化しやすいのも心配です。がん、うつ病になる人も少なくありません。気になる体調不良が、疲れると悪化するようなら要注意です。

気を補うには、食生活と生活のリズムをととのえます。元気をつけようとしてこってりしたものを食べるより、胃腸に負担のかからない豆腐、納豆、イモ類、白身魚などを食べるほうがいいでしょう。とくに一日の元気を補う朝食を大切に。生活は早寝早起きを心がけ、夕食の時間が不規則にならないようにしましょう。

陽《よう》虚《きょ》

【舌の特徴】

全体に白っぽく、ぽっちゃりしている。
舌苔は白く湿っている。黄色い苔がつくことや、
舌苔が乾燥していることもある。

舌の特徴に加え、左の項目が5つ以上あてはまったら**陽虚**の傾向があります。

- □寒がりだ
- □冷え症である
- □下痢しやすい
- □夜間頻尿気味だ
- □足腰がだるい
- □すぐに眠くなる
- □疲れやすい
- □元気がない
- □気力に欠ける
- □横になりたがる
- □息切れしやすい
- □かぜをひきやすい

この証は……

気の不足に加え、からだが冷えています。からだを温める食材を食べて養生しましょう。

気虚の体質による「気」の不足に加え、からだを温める機能も低下している証が陽虚です。疲れやすい、元気がないなどの気虚の症状のほかに、寒がり、冷え症、頻尿など、冷えの症状がみられます。とくに腰から下が冷えます。老化、慢性疾患、過労、大病、生活の不摂生などにより、からだの機能が低下している状態です。エネルギー代謝が衰え、血液循環も悪くなっています。免疫力が下がっていますので、病気にかかりやすく、また、長引きやすくなっています。むくみ、抜け毛、白髪も気になります。心配な病気は多種にわたりますが、胃炎や胃潰瘍、腎炎、アレルギー疾患、貧血、がん、不妊症、甲状腺機能低下症、更年期障害、骨粗鬆症などに気をつけてください。

老化防止にも効果のあるネギ、ニラ、マグロ、エビ、羊肉、鶏肉など、からだを温める食材をとり、散歩など適度な運動でからだを動かし、日頃から養生しましょう。

血虚《けっきょ》

【舌の特徴】

薄くやせていて、白っぽい色をしている。乾燥して光沢があり、割れて溝ができることも。舌苔は、白い色をしている。

舌の特徴に加え、左の項目が5つ以上あてはまったら血虚の傾向があります。

- □顔色がくすんでいる
- □皮膚につやがない
- □唇が荒れる
- □爪が弱い
- □髪が細くなった
- □目が乾燥する
- □目がかすむ
- □まぶたがピクピクする
- □こむら返りを起こしやすい
- □頭がボーッとする
- □夢をよくみる
- □忘れっぽい

この証は……

体内の栄養や血液が不足しています。食事や睡眠で、血を補う養生をしましょう。

体内で栄養が不足している証です。「血《けつ》」は、血液のことだけでなく、血液が運ぶ栄養まで広く意味しています。食べ物から栄養分を吸収する胃腸の機能が落ちているか、血液循環が悪く、からだのすみずみにまで必要な血液や栄養が送れない、血液量が少ないといった原因で、この証になります。栄養状態がよくないので、顔色が悪い、髪が細く、抜け毛が多い、筋肉のけいれん、しびれ、引きつり、ふらつき、めまい、立ちくらみ、動悸、不安感、不眠、頭痛、肩こり、冷え症といった症状が出ます。貧血、自律神経失調症、肝機能障害、慢性肝炎、不妊症、生理不順、無月経などが心配です。カサカサ乾燥するタイプのアトピー性皮膚炎や、湿疹、じんましん、にきびもみられます。

血を補うホウレン草、黒ゴマ、ブリ、サバ、カツオ、マグロ、レバー類などを食べ、夜更かしはやめて十二時までに寝るようにしましょう。冷たいものや生ものは控えめに。

津《しん》虚《きょ》

【舌の特徴】

全体に赤く、乾燥している。
舌苔も乾燥し、はがれたり割れたりすることがある。
舌苔の色はさまざまで、黒いこともある。

舌の特徴に加え、左の項目が5つ以上あてはまったら**津虚**の傾向があります。

- □口の中が渇く
- □のどが渇く
- □唇がひび割れる
- □水分を欲しがる
- □乾いた咳が出る
- □髪が乾燥しやすい
- □肌が乾燥してザラザラする
- □皮膚がかゆくなりやすい
- □痰に血が混じる
- □鼻血が出やすい
- □便が硬い
- □尿の量が少ない

この証は……

体液が失われ、からだが乾燥しています。旬の野菜や果物で潤いを補いましょう。

津虚は、からだの水分が不足している証です。体液や水分を意味する「津液《しんえき》」が不足している証なので、この名があります。炎症や感染症、あるいは慢性的な病気の影響で体液が消耗した場合や、発熱や下痢、発汗、嘔吐、頻尿が続いたとき、あるいは乾燥した環境での生活が原因で生じます。水分が減るので舌苔が乾燥し、口の中やのどが渇きます。便が硬くなり、尿の量が減るのも水分の減少が原因です。粘液の不足により粘膜が弱くなりますので、気管支炎、インフルエンザ、ぜんそく、鼻炎、花粉症、のどの炎症、扁桃炎、肺炎、胃炎、胃・十二指腸潰瘍、食道炎、膀胱炎などに注意してください。

津液を補う食品は、トマト、キュウリ、アスパラガス、オクラ、白キクラゲ、豆腐など。のどの渇きは、アンズ、ナシ、ミカン、モモ、リンゴなどの旬の果物や、豆乳で潤しましょう。そして、休養を十分にとってからだを休め、津液の損失を防ぎましょう。

血《けつ》瘀《お》

【舌の特徴】

深紅色から紫色、青色をしている。
紫色の斑点があることも。
舌の裏側の血管が紫色にふくらんでいる。

舌の特徴に加え、左の項目が5つ以上あてはまったら**血瘀**の傾向があります。

- □顔や唇の色がどす黒い
- □肩が硬くこる
- □刺すような頭痛がある
- □不整脈がある
- □忘れっぽい
- □冷えのぼせがある
- □皮膚につやがなくカサカサしている
- □にきび跡が残りやすい
- □目のまわりや、かいたあとが黒ずむ
- □手足の末端が冷える
- □便が黒い
- □口が渇くが水分は欲しくない

この証は……

血行が悪化しています。いろいろな病気が心配されるので、血流をよくする養生を。

血液の流れがよくない証です。冷えによる血管の収縮、炎症などの熱の影響、体液の停滞による血管の圧迫、自律神経の失調、気や血《けつ》の不足による血流の停滞、あるいは、けが、手術、内出血などにより発生します。血行が悪化しているので顔色がどす黒く、シミなどの色素沈着、紫色のにきび、アトピー性皮膚炎の患部が黒ずむなどの症状が出ます。気や血をからだのすみずみにまで運べないため、さまざまな病気を引き起こします。とくに心配なのは、血行と関係が深い狭心症や心筋梗塞、高血圧、脳血栓、肝機能障害や肝炎、腎炎、脂質異常症、痛風、静脈瘤、ケロイド、リウマチ、潰瘍、癒着、がんなどです。不妊症や子宮内膜症、子宮筋腫、卵巣のう腫など婦人科系の病気とも深い関係があります。

大病の予防や老化防止のために、血液の流れをよくする玉ネギ、青背の魚、酢を使う料理を食べ、散歩やストレッチで血行をよくするよう、日頃から養生しましょう。

痰《たん》飲《いん》

【舌の特徴】

大きくはれぼったい。

ふちに歯形がつくこともある。

舌苔は厚くて湿っぽく、粘つく場合も。

舌の特徴に加え、左の項目が5つ以上あてはまったら**痰飲**の傾向があります。

- □むくみがある
- □めまいがする
- □頭に重い鈍痛がある
- □吐き気がする
- □胸苦しくなる
- □胃がつかえる
- □腹部膨満感がある
- □胃でポチャポチャと音がする
- □関節のこわばりがある
- □重だるい倦怠感がある
- □憂うつ感がある
- □体重が増えた

この証は……

余分な湿気、水分がこもっています。美食やアルコールは控えましょう。

体内に過剰な湿気や水分、体液が滞っている証です。消化器系の機能低下、呼吸器系の失調、腎機能や肝機能の低下、リンパ系の不調などにより水分代謝が衰え、体液の流れが悪くなって生じます。べっとりとした症状があらわれやすく、むくみやこわばり、関節痛、神経痛、しびれ、ふらつき、立ちくらみ、耳鳴り、食欲不振、胃の不快感などが生じます。胃炎、胃・十二指腸潰瘍、肝機能障害、胆石、脂質異常症、高血圧、狭心症、心筋梗塞、脳梗塞や脳出血、ジクジクタイプのアトピーなどがみられます。精神面では、モヤモヤした気分の不眠、情緒不安定、うつ病、統合失調症にもなります。ポリープ、いぼ、甲状腺腫、がん、子宮筋腫などのかたまりを作りやすい体質でもあります。

味の濃いものや、脂っこいもの、肉類、甘いもの、生もの、過剰なアルコール、美食が続くと、この証になります。ウォーキングなどでからだを動かして汗を流しましょう。

陰《いん》虚《きょ》

【舌の特徴】

深紅色で乾燥し、光沢や割れ目がある。舌苔も乾燥し、ざらつくことも。中央だけ苔がない。黒い舌苔もみられる。

舌の特徴に加え、左の項目が5つ以上あてはまったら**陰虚**の傾向があります。

- □口やのどが渇く
- □唇が乾燥してひび割れる
- □胸やけがする
- □胸苦しさがある
- □肌が乾燥してかゆい
- □寝つきが悪い
- □寝汗をかく
- □のぼせがある
- □顔面が紅潮する
- □手のひらや足の裏がほてる
- □からだに熱がこもる感じがする
- □微熱がある

この証は……

必要な水分、栄養が不足しています。これらを補う食材で養生を。

からだに必要な栄養や水分、体液を「陰液」といいます。この陰液が少なくなっている証が陰虚。慢性病の悪化や長期化で、体液が不足している可能性があります。必要以上に自律神経系が興奮したり、代謝が進んだり、その他の機能が働きすぎたりしても、この証になります。栄養不良や脱水状態とも関係しています。また、体液の不足により、相対的に熱の症状もあらわれやすくなっており、口の渇きなどの乾燥した症状と、のぼせなどの熱の症状がみられます。糖尿病、高血圧、脂質異常症、甲状腺機能亢進症、胃潰瘍、萎縮性や神経性の胃炎、逆流性食道炎、狭心症や心筋梗塞、脳梗塞、がん、乾燥肌のアトピー、脱毛も心配です。不妊症、更年期障害、骨粗鬆症も見られます。老化と関係が深い証です。

陰液を補い、老化を防ぐゴマ、山イモ、ホウレン草、白キクラゲ、アスパラガス、豆腐、鶏卵、ハマグリ、スッポン、イカ、牡蠣などを食べましょう。

内《ない》風《ふう》

【舌の特徴】

全体に赤い色をしている。
舌を出すと、舌がふるえたり、曲がったりする。

舌の特徴に加え、左の項目が5つ以上あてはまったら内風の傾向があります。

- □ふらつきがある
- □めまいがする
- □しびれがある
- □手足がふるえる
- □耳鳴りがする
- □のぼせやすい
- □目が充血しやすい
- □顔面が紅潮しやすい
- □忘れっぽい
- □理解力が低下している
- □力が入らない
- □まっすぐ歩けない

この証は……

体内の「風」が強すぎる状態です。急な体調変化を鎮める食生活、安静を心がけて。

自然界の風のような、フワフワ、フラフラとした症状があらわれやすい証です。人のからだは大自然の一員ですので、熱や冷え、湿気や乾燥、風の動きなどと密接な関係があります。こうしたものは体内にも存在し、それらの勢いが強くなりすぎると病気になります。内風は、風の勢いが強すぎる状態です。感染症や炎症、神経系や内分泌系の失調、慢性疾患、免疫異常などが関係しています。急な発病や、ふらつき、頭痛、動悸、関節のこわばりや痛み、引きつり、けいれん、かゆみ、イライラ、ろれつが回らないなどの症状が出ます。高血圧、動脈硬化、脳梗塞や脳出血、自律神経失調症、更年期障害、甲状腺機能亢進症、不眠症、リウマチ、アトピー、じんましん、けいれん、意識障害などが生じます。

急な体調変化を鎮めるホウレン草、菊花、クコの実、ゴマ、イカ、スッポンなどを食べ、急にからだを激しく動かすなど刺激の強い活動を控え、安静を心がけてください。

おわりに

舌は「露出した内臓」とよばれています。体内の状態が如実に舌に反映されるからです。私たち専門家は、舌の色や形、舌苔の状態などを丁寧に観察することにより、血行はどうか、内臓の調子はどうか、免疫力は落ちていないか、といった患者さんの体内の状態を把握し、体質を推察し、〝証〟の判断や漢方処方の決定に役立てています。

舌があらわす情報は客観的です。赤い舌は誰がみても赤いし、ふちに歯形がついている舌には、誰がみても歯形がついています。したがって自分や家族の健康セルフチェックが容易です。

この本を読んで舌のセルフチェックをし、気になる症状が舌にあらわれていて心配なようなら、舌診ができる専門家にみてもらうといいでしょう。より深い知恵をもとに、的確な判断と有益なアドバイスをしてくれることでしょう。

さらに病気や体調不良を抱えつつ、舌にも症状があらわれており、なかなか病状が改善しないでお悩みの人も、漢方や中医学の専門家に相談してみてください。病気や体調不良の根本原因、ならびに改善策がわかるかもしれません。

この本を読んで、漢方や中医学に興味をもった人もいらっしゃることでしょう。病気を根本原因から改善していく原因療法の立場をとる漢方や中医学には、対症療法に重点を置く西洋医学にはない特徴があります。とくに中医学は、ひとりひとりの体質つまり〝証〟を重視し、証の改善や体質の強化を進める医学です。したがって、慢性的な病気の治療や体調不良の改善に効果があります。本書では、紙幅に限りがある関係で証や病気、養生の解説が十分できませんでしたが、さらに学びたい場合は、拙著『医師・薬剤師のための漢方のエッセンス』（日経ＢＰ社）や『幸福薬局の若返り薬膳レシピ』（幸井由紀子との共著・河出書房新社）など、漢方や中医学、薬膳の本も参考にしてください。

舌診の重要性については、日ごろから痛感しているところですが、舌診の基礎を築き、内容を深化させ、舌診という診断法を確立してきた中医学の先人たちや先輩方の努力や偉才に改めて頭が下がる思いがしました。日々の自身の経験をそこに重ねてこの本をまとめることができたのは、幸運なことだと思います。これを機にさらに技を磨き、知恵を深め、今後の仕事に生かすことが使命だと感じています。

この本は、二〇一一年八月に単行本として出版され、その後ご好評をいただき、中国と台湾でも翻訳出版されました。そして、このたび、より持ち運びもしやすいハンディ版として新たに出版される運びとなりました。元本に引き続き、多くの方々のお役に立てていただけると幸いです。

出版にあたりまして、株式会社河出書房新社の谷口亜子さんにはたいへんお世話になりました。編集をご担当してくださいましたキムアヤンさんには、最後まで力強い応援をいただきました。心よりお礼を申し上げます。また、口絵写真の転載をご快諾くださいました東洋学術出版社、高橋楊子様に深く感謝を申し上げます。

二〇一六年九月

幸井俊高

参考文献
『中医診断学』　鄧鉄涛、郭振球編　上海科学技術出版社、1984
『中医臨床のための　舌診と脈診』　神戸中医学研究会編著　医歯薬出版株式会社、1989
『CD-ROMでマスターする　舌診の基礎』　高橋楊子著　東洋学術出版社、2007

本書は『舌をみれば病気がわかる』(2011年、河出書房新社刊)を加筆、再編集したものです。

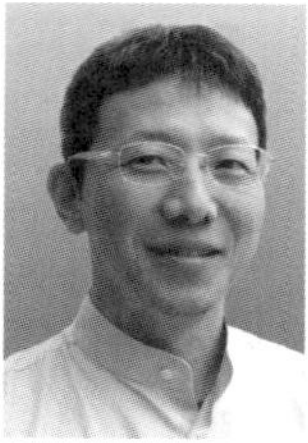

幸《こう》井《い》俊高《としたか》

東京大学薬学部卒業。北京中医薬大学卒業。ジョージ・ワシントン大学経営大学院修了。

1998年、中国政府より中医師の認定を受け、日本人として18人目の中医師となる。

帝国ホテルプラザ内「薬石花房　幸福薬局」代表。

趣味は合気道、謡曲、茶道、能楽・文楽・落語鑑賞、盆栽、山登りなど。著書は『医師・薬剤師のための漢方のエッセンス』(日経BP社刊)、『幸福薬局の若返り薬膳レシピ』(共著・小社刊) など多数。

薬石花房 幸福薬局

〒100-0011　東京都千代田区内幸町1－1－1
帝国ホテルプラザ４階
電話：03-3580-0259（予約制）
http://www.kofukuyakkyoku.com/
info@kofukuyakkyoku.com

ハンディ版 舌をみれば病気がわかる

2016年10月30日　初版発行
2017年11月10日　２刷発行

著　者　　幸井俊高
発行者　　小野寺優
発行所　　株式会社河出書房新社
〒151-0051　東京都渋谷区千駄ヶ谷2-32-2
電話　03-3404-8611(編集)　03-3404-1201(営業)
http://www.kawade.co.jp/

印刷・製本　　三松堂株式会社

ISBN978-4-309-27766-0
Printed in Japan